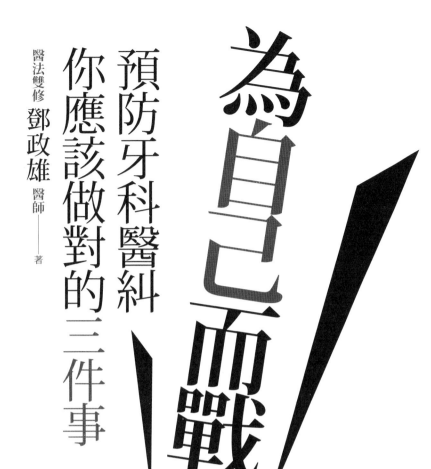

為自己而戰！

預防牙科醫糾
你應該做對的三件事

醫法雙修 鄧政雄 醫師──著

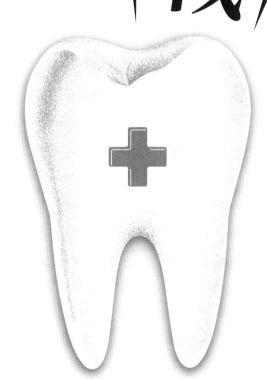

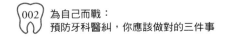
〈專文推薦〉
一本學校沒教的教科書

賴玉玲
臺北榮民總醫院口腔醫學部主任

　　看病容易，看病人難。在行醫這條路上，即使是多年執業經驗，具有專業技術者，有時難免會遇到醫療事故，一句話，一個動作，都有可能導致醫療糾紛，造成行醫者夜不成眠，心力交瘁。

　　法律倫理已成為現今醫療的重要議題，學校的醫學教育也逐漸重視這一領域。然而社會變遷快速，醫療範圍涉及廣闊，加上初學者臨床經驗少，學校所學仍不足以應付形形色色的醫療事件，陽明大學牙醫校友們遇到醫療事故時，總是會想到請教政雄。鄧醫師除了具有牙醫背景外，也擁有法律專業素養，加上政雄一直擔任臺北市衛生局調處委員，累積許多實際案例的處理經驗，因此我們臺北榮民總醫院口腔醫學部數度邀請他分享這些寶貴的經歷，每次聽完他連珠炮的教學，總是有更深的領悟，獲益良多。

　　坊間探討醫學與法律的書不多，論及牙醫學與法律的書更是寥寥無幾，今日樂見政雄將多年的經驗以及對醫學法律的研究整理成書。這本書以實例為架構，以法律為背景，運用淺顯易懂的筆觸來傳道，以分門別類的主題來解惑。書內提到向病患告知的方式、書寫法律病歷的重點以及錄音的考量，可當成初為醫者的職前教育

資料，也可做為資深醫師在日常行醫時趨吉避凶的提醒，讓我們行醫者可以兼顧醫療安全與病患權利，進而保護牙醫師與嘉惠牙科病患。這本書類似醫療教科書，依牙科醫療項目編撰，除了讓牙醫師面臨各式各樣的醫療事故時，能夠很快地找到應對之道，也可以讓法界人士清楚了解牙醫各項臨床醫療的觀點，進而開啟牙醫醫療與法界的溝通橋樑。

　　這是一本難得跨越牙醫界與法律界的教科書，值得大家珍藏與閱讀。

〈專文推薦〉
對患者好好講一句，
好比過對檢察官講十句

杜哲光
高雄醫學大學牙醫學系副教授、高雄醫學大學附設中和紀念醫院牙科部主任

　　市面上談醫療糾紛的書原本就不多，專門針對牙科醫糾來談的更是少之又少。就以著者而論，寫這類型書的大多是律師、醫師或是醫糾處理的社工人員，他們就其專業角度切入論述，確實具臨床參考價值。但就一個臨床醫師要應用到臨床處理時，常常覺得缺臨門一腳，搔不到癢處。學霸老鄧是個斜槓高手，他本身是個臨床經驗豐富的牙醫師，也是東吳大學法律學系碩士，身兼臺灣高等法院調解委員，醫、法雙棲，且具臨床與協調實務經驗，其切入之角度較為全面，書寫之案例與引用之法條，臨床醫師較易了解，不僅是臨床醫病溝通實用寶典，更是醫界與法界溝通之一個極好的介面書，所以此書不僅推薦給牙醫師，更推薦給法界人士看。

　　老鄧不僅是個學霸，也是名嘴，除了繁重的臨床工作外，他也常在臺灣各地開班授課，傳授心法，場場爆滿，更是各大醫院與學校爭相邀請授課之名師。我曾經慕名上課，我的心得是老鄧喜歡將艱深的法律觀念變得淺顯易懂、也喜歡透過不同的方式把枯燥的課程變有趣，讓觀眾消化好吸收。讓更多的醫師瞭解法律規定，進

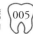

而注重病人安全、減少醫療糾紛、共創醫病雙贏，是個值得推薦的課程。

老鄧的第一本書《做對三件事，不怕醫療糾紛、改善醫病關係》您看過了嗎？這本書真的是醫學法律最簡單好懂的書了。我在學校教醫病溝通時，也常推薦給我的學生，醫院的 PGY 醫療糾紛的課程，我也極力推薦 PGY 學員參考。

所以在萬眾殷殷期盼之下，老鄧的第二本書《為自己而戰：預防牙科醫糾，你應該做對的三件事》隆重登場，我有幸能為此書寫推薦文。深深覺得告知、病歷與錄音這三件事，你只要做到位了，臨床醫師自然能趨吉避凶。在教醫病溝通時，我常跟學生提到一句名言，「對患者好好講一句，好比過對檢察官講十句」本書就是告訴您「醫療行為的風險，哪些該說？哪些可以不用說呢？」書裡不僅舉實例與相關之法律條文，更貼心地提到「一定要講」以及「一定要有」的部分。

病歷，真的是醫師的痛！在醫院教病歷寫作時，常告訴我的學生「病歷是不會死亡的證人」，所以病歷是能幫我們還原醫療現場的重大文件，但從以前到現在我們受過的醫學教育，只告訴我們怎麼把「醫療上的病歷」寫好，卻沒有告訴我們要怎麼把「法律上的病歷」寫好。病歷還要注意即時性，也不要寫只有醫師自己看得懂的內容。除了法律規定病歷要寫的事以外，老鄧更是強調要寫：醫師已告知事項、病人已同意事項、病人的拒絕事項以及病人未配合之事項。

　　至於錄音這件事該如何說明與進行，在法律上才具效力與臨床上可執行，老鄧也給了很明確的做法建議。特別值得一提的是，這本書更順應衛福部推動牙科部定專科之潮流，章節就牙科各次專科常見之醫糾案例與相關法條、判例與做法之建議，鉅細靡遺，真心推薦，值得大家一讀再讀。

〈專文推薦〉
面對各項治療，「風險意識」不可或缺

陳韻之
臺大醫院牙科部補綴科主任、前亞洲顳顎障礙症學會理事長

　　幾年來國內各種牙科再教育市場蓬勃發展，所以在週末牙科醫師不是在再教育的教室，就是在前往上課的路上。在欣喜習得新技術而想大展身手躍躍欲試之時，大家不要忽略隱藏在許多地方的陷阱與危機。

　　老鄧跟我可能是牙醫界少見的「烏鴉」，他常常提醒大家在法律層面容易被忽略的一些規範並提出自保之道，我則常提醒牙科同業除了每個病人對疼痛的耐受度不同之外，最近更強調有一群叫「咬合感覺異常」（occlusal dysesthesia）的病人，這些病人對口內任何的改變都可能無法接受，由於很難在治療前找出病人是否具這些風險，因此我一直強調牙科同業在治療病人前一定要有風險意識，存在的這些病人就應該被視為牙科治療的固定風險。

　　在上一版《做對三件事，不怕醫療糾紛、改善醫病關係》書中，老鄧告訴我們在醫療糾紛上自保的作法，我讀完這本書就期待老鄧能告訴我們各種不同牙科治療項目中，可能出現醫糾的實例報告與需要注意的細節，果然在這本新書《為自己而戰：預防牙科醫糾，

你應該做對的三件事》中，老鄧以實例為基礎特別針對牙體復形、根管治療、牙周病、口腔外科、兒童牙科、齒顎矯正、膺復牙科與人工植牙等不同牙科治療項目中，容易發生醫療糾紛的地方，點醒大家需要注意之處。身為膺復科的醫師，我看了老鄧提到的幾個相關的例子，例如「拆牙套」、「拆完的牙套」、「黏假牙」、「拔牙」以及「只做前牙」等醫糾實例，在我看來有些例子會發生糾紛確實跟醫師的專業能力不足有關，但是有些出問題的地方還真是在日常門診工作中常常可能會踩到的點，看了之後還真為自己與學生捏一把冷汗。我相信在其他科別所發生的醫糾實例，一定也會讓牙科同業有很大的獲益。

　　有幸能在兩本老鄧的書上做推薦，這絕對是每個牙科醫師在執行治療前必須反覆熟讀的內容，希望每個牙科同業在面對每項治療，特別是不可逆的治療前，都能保有一定的風險意識，謹慎為之。如此才能高枕無憂，並以我們的工作為榮。

〈專文推薦〉
做對三件事，丈母娘免煩惱

朱帥俊
臺灣高等檢察署智慧財產檢察分署檢察官

　　前幾年一位好朋友跟我聊天時提到他的大舅子涉及一件刑事案件，被檢察官起訴了。我一聽起訴罪名就皺了眉頭，告訴他這個罪的法定刑度很重，訴訟過程會很久，所以建議他的大舅子要慎選有辦理這方面案件經驗，又有口碑的律師來進行辯護。這位朋友說打從案子一開始，他的丈母娘就為大舅子去算命，算命先生說要從法院門口朝東南方去找名字裡有帶金的律師幫忙辯護，丈母娘已經依指示找到人選為大舅子辯護了。

　　舊時司法界有一句俗諺：「一人在押，十人在途」。意思是說一個人看似遭遇了司法案件被羈押，但其實這不單純是一個人的事情，這個人的家人、親屬都心急如焚的在為他奔走張羅，所以這句話在提醒司法人員辦理案件要慎重。從上面這位朋友大舅子的例子就可以知道，兒子涉案，心急年邁的母親要趕快去算命解惑，然後再趕快遵照指示去為兒子找律師，其中的煎熬，非筆墨能形容。

　　健康食品廣告界有一句很流行的 slogan：「番茄紅了，醫生的臉就綠了。」（slogan 裡的「番茄」可以代換成任何其他的食物），也就是醫生常說：「預防重於治療」的意思。

　　醫師們如果能夠對於工作上可能會遇到的法律風險，在平時就不怕麻煩，針對可能發生危害的事項多加留意，處置程序謹慎周延一點、遇到爭執時提醒自己冷靜應對、保持 EQ，那麼就能夠「預防重於訴訟」，大大降低執業的法律風險，或是面對這種執業風險，勝算（證據）在握，不會惶惶終日，茶飯不思；更不會在事發之後，讓心疼您（或自己女兒）的丈母娘煩惱奔走，求神問卜。

　　政雄是我相識超過 30 年的好朋友，我們分別自不同領域畢業，討論醫事法學心得超過 20 年了。一致的心得就是：不要跟醫師們講一堆雲裡霧裡的法學理論，而是應該透過大量案件的分析，告訴醫師們平日工作裡該如何偵測風險、蒐證跟舉證，將來才能振（證）振（證）有詞，為自己而戰！政雄這幾年舉辦好多期的「為自己而戰」醫事糾紛研討會，每次我看到醫師們犧牲寶貴的假期，提著行李，甚至遠自外島、屏東、花東前來臺北上課，就非常感動。政雄在這個領域耕耘有成，能夠給醫師們很多幫助，我常打趣的說很多醫師們的丈母娘也應該謝謝他讓自己女婿可以安心執業，生活不驚懼。

　　政雄在 2018 年把多年研究心得出版了《做對三件事，不怕醫療糾紛、改善醫病關係》這本書，獲得了醫界廣大的迴響。一位醫師娘也曾拜託我代購數十本，讓她轉贈其他醫師。現在，政雄更上一層樓，由自己牙醫的專業領域出發，結合最新研究心得與案例，出版新書《為自己而戰：預防牙科醫糾，你應該做對的三件事》，相信對於牙醫朋友，甚至所有領域的醫界朋友，都會有很多啟發與幫助。很榮幸在此將好友的好書推薦給所有的好醫師們。

作者序

　　距離上一本可以適用在醫療各科別，原則性的醫療法律專書《做對三件事，不怕醫療糾紛，改善醫病關係》出版剛好滿三年，這段時間老鄧心中其實一直有個願望，希望能有機會幫牙醫界出本可以搭配《做對三件事，不怕醫療糾紛，改善醫病關係》操作的牙科專書，一來是因為老鄧長期接觸及協助許多的牙科醫糾處理或調解案例，因此能分享執業過程中，小從牙醫日常到牙醫「不常」，或許會注意，或許根本不會在意，各種大大小小烏煙瘴氣的無奈或無辜。二來老鄧從開始學習法律到投入醫療法律，至今已十多年的時間，再加上自己也是牙醫師，因此更能以法律角度看出牙科臨床上各種眉眉角角的風險，進而解析牙科在法律上的各類實務面向。最後一個因素，就是這些年來看過太多令人心酸或心寒的牙科醫糾案例，其中真的是因為牙醫師沒做好或者有疏失的比例其實很少，佔最多的反而往往是因為牙醫師少講了幾句話，少寫了幾個字，少做了幾件事，導致拿不出證據證明自己的醫療是合情、合理及合法的案例。

　　基於上面三點，老鄧下定決心來寫本有關牙科醫療法律的專書，因為雖然很多案例看了會心酸或心寒，但換個角度來看，會讓

這些案例有機會發生或發酵，有時其實不就是因為牙醫師不想了解、不願重視或不會在意法律的結果嗎？

也許有人會擔憂，本來知道這些內容的人不多，一寫出來不但更多人知道，而且說不定民眾更知道怎麼告牙醫師。如果在以往資訊不透明或網路不發達的年代，我同意這觀點，因為那個年代，你不講，也許別人真的就不容易知道，但現在是個網路極度發展及資訊極度氾濫的世界，只有你不想知道，很少有你找不到的資料，因此現在社會許多法律的眉眉角角，法官知、檢察官知、律師知、網路知、民眾知，但常常只有醫師不知或不想知，更甚者關於牙科醫療專業上的許多知識，常常等到牙醫師被告後，才驚覺病人能查到的資訊，比你認為的還多更多更多。時代真的不同了，也許身為醫師的我們，是該好好面對目前環境真實的挑戰，另外換個角度來看，這些查得到的規矩或規範，本來不也是身為牙醫師就該知道及遵守的嗎？如果牙醫師們只想用鴕鳥心態及對賭的豪情，來面對及處理無孔不入的醫糾時，老鄧相信最終不僅會是緣木求魚，更是徒增自己被凌遲的時間與空間。反而是這些行醫本該注意及了解的法律事項，當你知、我知、大家都知時，整個醫療環境才會變成你留意、我在意，大家都注意，說不定就能造成醫療環境心態及治療模式徹底重新大洗牌，反而不再輕易讓有心人有機可趁、有洞可鑽、有煩可找，而且減少或者免去許多被法律干擾的不定因素後，說不定更能幫助自己執業更安心、更放心、更全心及更專心，而這不就是就醫者及病患真正想要及需要的嗎？

　　本書內容將分牙體復形 Operative Dentistry（OD）、根管治療 Endodontics（Endo）、牙周病科 Periodontics（perio）、口腔顎面外科 Oral Surgery（os）、兒童牙科 Pedodontics（pedo）、齒顎矯正 Orthodontics（ortho）、贋復牙科 Prosthodontics（prostho）、人工植牙 Dental Implant（implant）八大主題科別，並分別針對每個科別臨床上容易忽略或被找麻煩的細節，及法律實務上認為應該注意的地方，藉由總共數十個真實發生的案例或判決，搭配更準確的操作「告知」、「病歷」、「錄音」這該做對的三件事，老鄧跟著大家一起來解讀牙醫師醫療行為上，許多容易觸法及該注意的大小事，當然最重要的目的，就是希望透過本書能協助牙醫師們，在真的遇見醫療糾紛時，不僅因為有「做對三件事」可以更鎮靜及從容面對外，萬一自己真的被告時，還能幫自己有機會不被告的成（因為拿得出證據），更可以不被醫糾煩的成。

　　也許遇見醫糾你不見得會沒事，但這本書一定能幫你省事，別忘記，牙科的醫糾或許不會鬧出人命，但絕對可以耗掉牙醫師的生命。面對醫糾，雖然我們不求戰，但也不懼戰，真正需要時就要能「為自己而戰」。

Contents
目錄

〈專文推薦〉一本學校沒教的教科書／賴玉玲　　002

〈專文推薦〉對患者好好講一句，好比過對檢察官講十句／杜哲光　　004

〈專文推薦〉面對各項治療，「風險意識」不可或缺／陳韻之　　007

〈專文推薦〉做對三件事，丈母娘免煩惱／朱帥俊　　009

作者序　　011

本書服用須知　　018

Chapter 1

牙體復形 Operative Dentistry（OD）

01 補牙前該說的話及該做的事之一　　022

02 補牙前該說的話及該做的事之二　　030

03 補牙前該說的話及該做的事之三　　036

OD 總複習，預防醫糾該做對的三件事　　044

Chapter 2

根管治療 Endodontics（Endo）

01 事緩則圓，告知為先　　050

02 根管治療到底需不需要填同意書　　061

03 早說總比晚說好，該說不說增煩惱　　067

04 風險處理要積極，應轉該轉多建議　　075

根管治療總複習，預防醫糾該做對的三件事　　081

Chapter 3

牙周病科 Periodontics（perio）

01 洗牙到底包不包括檢查蛀牙　　088

02 洗牙前沒告知會酸　　097

03 牙周統合照顧計畫　　110

perio 總複習，預防醫糾該做對的三件事　　118

Chapter 4

口腔顎面外科Oral Surgery（os）

01 確認、確認、再確認　　122

02 依法該填同意書，術後處置要注意　　150

03 有效告知＋醫療常規＝拔牙安心　　169

04 拔牙前需注意及告知鄰牙狀況　　187

os 總複習，預防醫糾該做對的三件事　　193

Chapter 5

兒童牙科Pedodontics（pedo）

01 未成年人拔牙要家長同意　　198

02 拔牙前，確認、確認、再確認　　209

03 轉診及告知義務　　218

pedo 總複習，預防醫糾該做對的三件事　　229

Chapter 6

齒顎矯正Orthodontics（ortho）

01 未成年不代表沒權利　　234

02 不管拔牙還是不拔牙，都要說清楚講明白　　246

03 就算是助理，他的身分還是病人　　256

ortho 總複習，預防醫糾該做對的三件事　　268

Chapter 7

膺復牙科 Prosthodontics（prostho）

01 拆牙套前，要先說清楚可能風險   272

02 拆完的牙套要不要歸還？   284

03 黏不黏有關係   290

04 拔的重點在病人同意，不在適應症   298

05 真的只要做前牙，一定要說清楚、講明白、留證據   306

假牙總複習，預防醫糾該做對的三件事   317

Chapter 8

人工植牙 Dental Implant（implant）

01 一次植 15 顆牙   322

02 萬惡「調」為首   340

03 好心要說也要記載，要不然容易沒好報   354

植牙總複習，預防醫糾該做對的三件事   364

本書服用須知

哪些人適合服用本書：

1. 剛到醫院見習的牙醫系學生，你會以為醫療過程一切都是這麼美好、順利、平安，其實每個美好、順利、平安背後，都有許多淒美的醫糾心酸故事。

2. 正期待進入準牙醫之路的實習醫師，想更早知道當牙醫的醫糾甘苦談，並在實習時，就想開始了解每個實習過程可能的醫療風險。

3. 剛成為牙醫師的新鮮人，想提早準備面對牙科執業過程中風風雨雨、坎坎坷坷的真實面。

4. 已經是牙醫師，至今仍未有醫療糾紛，但想延續這份幸運者。

5. 早就在牙科界打滾多年，也歷經許多腥風血雨的醫糾，想回憶一下自己當初怎會發生醫糾的老鳥。

6. 被委任參與有關牙科訴訟的法律實務工作者，服用這本書，你可更了解以往你所不知的牙醫真實面，及更理解牙醫師的日常。

7. 前往牙醫診所就診的民眾，當了解你的牙醫師已經按照該做

的醫療程序且落實法律規範為你處置牙齒時，這時你該做的就是老實、誠實、真實的放心、安心、有信心，成為一位願意信賴牙醫師的病患，這才是真正的醫病關係雙贏的期待。

本書服用須知：

適應症（indications）

1. 遇到醫糾會先想病人哪裡對，而不是先想到自己哪裡對，病人哪裡錯。

2. 不認為「做對三件事」麻煩，只想不要被醫糾煩。

3. 想規畫一套專屬自己的醫療處置過程法律 SOP。

4. 不僅希望不要被告的成，還希望不被煩的成。

5. 希望用了不見得會沒事，但一定可以省事。

6. 相信醫糾也許不見得會鬧出人命，但絕對可以耗掉牙醫師的生命。

禁忌症（contraindications）

1. 以為病歷記載一定要鉅細靡遺或者一字不漏。（當然不是，只是至少要將重點或者關鍵字寫入病歷，讓法官得以推論出你有做治療或告知）

2. 書中任何案例，覺得自己根本不可能碰到，自己也絕不會那麼倒霉。（真命天子，恭喜恭喜）

3. 發生醫糾，第一時間就只想到病人哪裡錯，自己哪裡對。（看

來只有到法院才能讓自己知道哪裡錯了）

4. 以為照著書上寫的做，就一定不會有事。（那真的是想太多，願意照著做，只能讓自己碰到醫糾時可以少麻煩及省時間。）

5. 覺得自己懂的、會的、做得都比這本書的內容更好。（老鄧找機會一定要請益）

6. 覺得病人都看不完了，還要照書上說的做，實在太麻煩，哪來時間多講，病歷哪有時間多寫。（真心佩服，不願多花幾分鐘寫病歷，卻願意花幾年打官司）

7. 照著書上寫的做，就不會被病人告。（可以不怕被病人告，但不是病人不會告）

8. 看到法院判決只想抱怨法院不懂醫療或者法官不了解醫療，從不覺得自己有錯的人。（最好千錯萬錯都是別人的錯）

Chapter

1

牙體復形
Operative Dentistry (OD)

01
補牙前該說的話及該做的事之一

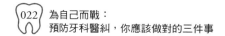 案例

　　病人張先生，因為感覺這一星期來右邊上面牙齒吃東西的時候會酸酸的，於是決定先到公司附近的「好習慣牙醫診所」找醫生檢查看看。掛完號後，由郝醫師負責幫張先生診治，郝醫師聽完張先生主訴並詳細檢查後，告訴張先生右上有蛀牙，張先生直覺反射的發出了一聲「嗯」，接著經過一連串磨來磨去的聲音，及一陣一陣酸痛感覺後，郝醫師跟張先生說：「好，你的牙齒補好了。」張先生帶著一臉茫然離去，回去越想越不對，為何只跟他說有蛀牙，但沒跟他說可以有哪些處理方式、處理完後可能會怎樣、該注意什麼，更沒讓他自己選擇想要如何處理，而且補牙也沒得到他同意，就直接補下去。更誇張的是，回家透過手機上「全民健保行動快易通」app 一查，以為只被補了一顆牙，沒想到竟然一次被補了三顆牙，越想越氣於是除了打算向衛生局投訴醫師未告知外，還要再向健保署投訴診所有虛報之嫌。

做對三件事，不怕醫療糾紛

一、告知

《醫師法》跟《醫療法》都有規定，「診治病人時，應向病人或其家屬告知其病情、治療方針、處置、用藥、預後情形及可能之不良反應。」法律上的這個「應」就是醫師有義務，必須主動告訴病人，換句話說，只要當醫師被病人告的時候，法院一定會要求醫師自己先證明自己有告知。

2019 年 1 年 6 日通過的《病人自主權利法》第 4 條第 1 項更規定，「病人對於病情、醫療選項及各選項之可能成效與風險預後，有知情之權利。對於醫師提供之醫療選項有選擇與決定之權利。」條文中已明確指出，病人對於病情、醫療選項有知情的權利，還有選擇與決定的權利，其中必須注意的是，以往只有在簽手術同意書需給病人手術及治療的選項，但現在則是不限手術，包括門診看診治療或處置，也都要給病人選項。以本例來說，只建議補蛀牙不叫給選項，因為病人沒其他選擇，因此至少要給病人「補」或「不補」兩個建議，才叫有給病人選項，而病人對這些選項有選擇與決定的權利。也就是說告知選項是一回事，病人自己決定要不要同意是另一回事，醫師有告知不代表病人就一定得同意，因為告知是醫師的義務，決定是病人的權利。

如何才可以有效告知，老鄧接下來的內容會用「四四如意」來

跟大家說明。首先，「四四如意」中的第一個四，也就是「四不一要」，病人有「嗯」≠有「好」，有「好」≠有「要」，有「要」≠有「懂」，有「懂」≠有「效」，不要聽到病人「嗯」一聲，或者聽到「好」就直覺反射病人同意，或者代表他同意，一定要「確認、確認、再確認」。（相關內容亦可參考《做對三件事，不怕醫療糾紛，改善醫病關係》p.81-87，〈確認告知同意書有效性三步驟（一）停不急〉。

二、病歷

其實大部分的牙醫師在看診時，發現病人真的有蛀牙，都會告訴病人有蛀牙及蛀在哪裡，但被要求拿出證據來證明自己真的有講時，卻很少可以拿的出證據來，而平常補牙所寫的病歷，很多都是用以下方式來記載，

cc: upper R't teeth sensitive for many days

15 CRF 2 surface for MO caires

這種病歷的記載方式，乍看之下真的有符合《醫師法》及《醫療法》的規定，因為有包含主訴、診斷及處置等，可以算是「醫療上病歷」，再加上這樣寫也符合健保規定，當然最重要的是可以申領到健保費用，因此這種記載方式的病歷，也可稱為「健保上病歷」。

問題來了，當衛生局或法院需要醫師證明自己有告知時，絕不是口中唸唸有詞的一再重申「自己真的有講」，衛生局或法官就會相信你有講，因為那並不算證據。更慘的是，從這份大多數牙醫師

會寫的「醫療上病歷」或「健保上病歷」來看，似乎只看到醫師有寫診斷及處置的證明，卻無法得到有告知病人的證明，因此老鄧常說我們最不會寫、最不常寫及最需要學會寫的，就是一份「法律上病歷」，也就是如何寫出一份能證明自己真的有講、有做的病歷，這包括了「為什麼」、「給選項」、「提證明」這三個要素。

（1）為什麼

包括「為何會下這診斷？」、「為何會建議做這處置？」。

（2）給選項

醫師下了診斷後所建議的處置，依《病人自主權利法》的規定，必須要給病人選項，而提供醫療選項是為了讓病人有選擇與決定之權利。請記住，超過一個以上的建議才叫選項，做與不做是選項，做 A 或 B 或 C 三種處置方式叫選項，而且你必須告知病人每個選項的可能成效與風險預後，因為這會影響病人選擇與決定的結果。

（3）提證明

當醫師真的有告知病人「為什麼」及有「給選項」，可是面對醫療糾紛或訴訟，你怎麼證明自己真的有說及有給選項，反而更是重點，而這也是最多牙醫師面臨的難處，因為都習慣口頭說，很少會記載入病歷中，而這「提證明」所需的記載內容就是《醫師法》第 12 條第二項第 6 款的「其他應記載事項」。

　　《醫師法》第 12 條是有關病歷記載的規定，其中第二項第 6 款是「其他應記載事項」，而老鄧一直強調所謂「法律上病歷」三要素中的記載重點，就在這「其他應記載事項」，包括了「inform」、「mistake」、「yes」、「no」這四大要項。

（1）inform

　　就是把你有跟病人說的，你認為或者你建議的重點，都記載在病歷中，以本例來說，你認為及你有告知的病人蛀牙狀況、建議該如何處置的選項，例如補、不補，或者願意先補，但如果會痛就可能需要治療神經等選項。

（2）mistake

　　當你即將進行的處置，可能會出現的預後或風險，或者你已進行的處置，但病人似乎覺得不滿意或者你沒做好，這時候就該有警覺，這些過程絕對是記載的重點。因為有記載，至少表示你有注意；因為有記載，甚至表示你有積極處理，例如不補可能有怎樣的結果，或者補了以後可能會出現的狀況，或者當補完可能會敏感（這一定要在做處置前先說，千萬不要等病人會敏感，才跟病人說補完蛀牙本來就可能會這樣），甚至病人覺得不舒服時，你會處理的方式。

（3）yes

　　就是在病歷上記載病人同意你所建議的治療、處置或者用藥

等。例如病人同意你所建議的蛀牙處置方式，或者選擇你所建議的選項中的哪一項，這些記載就是病人自己選擇及同意最好的證明。

（4）no

　　這是四項重點中的重點，由於此時病人所拒絕的建議、項目或者處置，往往就是日後醫糾的種子，因此記載病人所拒絕有關你告知的內容、建議或者選項，就超級無敵重要。例如病人怕補完可能會痛或甚至需要根管治療，而不願填補蛀牙，如果日後真的因為沒補，時間久了越蛀越深，最後蛀到神經會痛，萬一病人如果反咬說牙醫師沒跟他講要補，這時你除了說「你真的有講，是病人自己不要補的」之外，你還能拿出什麼證據，證明真的是病人自己拒絕不要補的。因此雖然多寫這些內容，健保不會多給付，雖然沒寫這些內容，還是符合醫療法規上病歷記載的規範，但多花幾分鐘多寫幾個字、幾句話，卻是能讓自己在醫糾及訴訟上，省掉好幾十倍麻煩及時間的好習慣。

三、錄音

　　萬一你真的有講，但你的病歷又真的忘了記載，這時只能指望自己沒忘了要錄（影）音，還記得「能得同意是最好，只錄彼此沒煩惱，錄音隱私爭議少，醫病關係是王道」嗎？因為有錄不知誰死誰手，沒錄只能死於病人之口。（有關錄音部分詳細內容，可參考《做對三件事，不怕醫療糾紛、改善醫病關係》第三篇「錄音」

p.186）

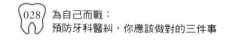

健保或醫療上的病歷，絕對是現今險峻醫療環境下醫師的頭號殺手，但許多醫師似乎都還沒發現它的嚴重性。舉例來說，當牙醫師發現病人有蛀牙時，以往最多只跟病人講有蛀牙需要填補後，就習慣直接補，老實說這是個很不好的習慣，特別是現在醫療糾紛頻繁的時代，也許牙醫師都很忙，但是不要忙到沒有空花幾分鐘去跟病人說明他的牙齒狀況，現在省下解說的幾分鐘，很可能日後要花幾天、幾個月，甚至幾年的時間去跟法官說，而且法官還不見得相信。因此依法跟病人先告知牙齒狀況及蛀牙位置，得到病人同意或者病人自己選擇後才做處置，這是牙醫師依法該做的事，也才不會因未告知病人病情而有可能被衛生局罰鍰 2 萬元。

病人前來就診，有時到底被補了幾顆牙，就算醫師有講，病人其實大多不太清楚，或者根本搞不清楚，最多可能知道有被補了牙。也許這些狀況在以往不見得會有什麼問題。但是各位可能沒注意，現在「全民健保行動快易通」app 因為疫情期間可以用來購買口罩的關係，民眾下載的

非常踴躍，這個 app 除了可以購買口罩外，還可以查詢自己就醫的資訊及被處理的狀況。今天也許你好心幫病人一次補了三顆牙，卻忘了告訴他，更沒問他同不同意，而病人心裡可能最多只認為被填補了有狀況的那顆牙，但是當病人一查 app，發現竟然被你申報了三顆蛀牙填補，當下你便很容易被病人誤認沒填補及故意虛報詐領健保。要是病人向健保署檢舉，你知道自己得多花更多、更多、更多的時間向健保署說明，才可能有一絲絲的機會證明自己的清白，萬一剛好又沒有足夠證據證明自己時，說不定還會因未能證明自己真的有補，而被健保署處分，甚至被以詐欺罪移送法辦。

　　因此依法告知病人，依法給選項，依法給病人選擇、依法確認並得其同意、依法誠實申報健保、依法記載「法律上病歷」，才是安心行醫不煩惱的正道。

02
補牙前該說的話及該做的事之二

案例

　　病人張先生，因為感覺這一星期來右邊上面牙齒吃東西的時候會酸酸的，於是決定先就近到公司附近的「好習慣牙醫診所」找醫生檢查看看。掛完號後，由郝醫師負責幫張先生看診，郝醫師聽完主訴並詳細檢查完後，告訴張先生右上有蛀牙，可能需要填補，張先生點頭同意說好，接著經過一連串磨來磨去的聲音，及一陣一陣酸痛感覺後，郝醫師跟張先生說：「你的牙齒補好了。」張先生回去越想越不對，心裡一陣納悶，雖然知道自己有蛀牙也同意填補，為何郝醫師只告訴他有蛀牙，但沒給他看並確認蛀哪幾顆及蛀哪裡，而且透過手機上「全民健保行動快易通」app一查，本來以為自己只有一顆蛀牙，沒想到竟然總共被補了三顆牙，於是決定向衛生局投訴醫師未告知，並向健保署投訴診所有詐領及虛報健保之嫌。

做對三件事，不怕醫療糾紛

一、告知

　　《醫師法》及《醫療法》都有規定，醫師或醫療機構「應告知」病人病情，而這裡的告知，會根據醫療環境及背景所需告知的強度有所不同。早期的醫療模式，醫師有講就算很不錯了，很多時候醫師連一句話也不多說，後來隨著病人自主權利的演進，病人不只需被告知，還需被告之其所以然，才算真正告知。換句話說，除了跟病人說有蛀牙並得其同意填補外，還必須讓病人知道蛀哪裡及補哪裡。

　　問題來了，怎麼讓病人知道他蛀哪裡，如果蛀到一定程度，也許可以透過 X 光片來呈現及告知病人哪裡蛀牙（當然前提是醫師有幫病人照 X 光片），或者透過口內攝影機讓病人看到口內狀況，但如果都沒有，那至少要能讓病人透過鏡子直接或間接看到口腔內狀況。當然有些牙縫的蛀牙，第一時間也許沒能夠看得很清楚蛀在哪裡，老鄧建議可以在處理蛀牙過程中（不要等蛀牙都去除乾淨），拿鏡子讓病人看清楚，到底蛀在哪裡及蛀到什麼程度。這樣有兩個好處，一來除了可以讓病人確認自己到底蛀在哪裡外，二來還可讓病人了解因為哪些地方清潔的不夠，所以才會導致蛀牙，其實這些都不會多花很多時間，舉手之勞，卻可替自己省下無限困擾。

　　請記得動手補牙前，給選項，讓病人選，最後還要病人同意後

才處置，「四不一要」又來了，就是病人有「嗯」≠有「好」，有「好」≠有「要」，有「要」≠有「懂」，有「懂」≠有「效」，一定要「確認、確認、再確認」。

二、病歷

「法律上病歷」的記載別忘了，而其重點就是指「其他應記載事項」，包括「inform」、「mistake」、「yes」、「no」這四大要項，例如在這案例中就是醫師告知病人有蛀牙、給病人建議的治療選項，以及病人願意且同意你補哪幾顆牙，如果沒有同意書，這些當然最好記載在病歷上，以免日後徒增不必要的困擾。

證明「如何告知」及「告知什麼」，其實是關於告知的另一個大問題。有些醫師對於告知說明部分，常常只在病歷上直接寫「well explained」，以為這樣就可以證明自己有告知，但這種寫法最近被法官打臉，因為也許你真的有說，但法官還是會繼續追問，到底你說明了哪些內容，請你自己舉證證明。因此你有講是一回事，病歷有沒有記載你有講什麼及透過什麼方式講又是另一回事。

以這案例來說會更清楚，雖然你病歷記載病人有蛀牙，但不代表你有告知病人哪幾顆牙有蛀及每顆牙蛀在哪裡。另外現今不論牙醫師是透過鏡子、X光片或影像來解說病情，建議不妨直接在病歷多幾個字，如「透過鏡子、X光片或影像來告知病人蛀牙的牙位及部位」，就多這麼幾個字，說不定真的可以替自己省下幾十倍不必要的麻煩。

三、錄音

萬一你真的有講，但你的病歷又真的忘了記載，這時只能指望自己沒忘了要錄音或錄影，因為有錄不知誰死誰手，沒錄只能死於病人之口。

曾經有個案例，牙醫師透過電腦螢幕及Ｘ光片，解釋病情給病人了解，但因後來治療結果不理想，病人矢口否認醫師有解說過，並且投訴該醫師治療錯顆牙，而最慘的是該醫師病歷根本沒記載任何有告知的文字，診所雖然有錄影，但因時間超過一個月，檔案已經被覆蓋。於是本來牙醫師可以理直氣壯，而且拿出鐵錚錚的證據來推翻病人的指控，結果因為少了這幾個字，少了這些證明，讓自己在醫糾的泥巴戰中，深陷許久而逃不出。儘管自己明明有講，真的有透過電腦螢幕及Ｘ光片解釋，病人也當場同意，最後不僅通通不認帳，一切還算到醫師頭上。

再舉個例子，一樣是病人認為自己沒有蛀牙，卻認為被牙醫師隨便找顆牙補起來，於是到地檢署告牙醫師過失傷害，而這位牙醫師被檢察官傳訊時當然堅稱自己有告知病人，而且表示還有拿鏡子給病人看蛀牙在哪裡，病人也

有說好，甚至連補完都有再讓他拿鏡子確認一次。檢察官當然會問，證據呢？說到證據，首先當然想到的是病歷，但不幸的是，這位牙醫師補牙的病歷，就是一份健保上的病歷，有寫蛀牙、補哪個部位及用什麼材料補，沒問題，真的可以申請到健保，但從病歷上完全無法讀得出來他在檢察官面前所說的，也就是告知的過程。

此時如果剛好「做對三件事」中的「告知」及「病歷」都不能證明自己時，最後一絲希望，當然就只能放在診所到底有無錄影音了，如果有錄還希望不要因為時間過太久而被覆蓋。還好這位醫師運氣很好，診所有錄影而且檔案還在，當把這段影像在檢察官面前播放後，真相大白，病人坐在治療椅上，還沒開始處置前，牙醫師真的有拿鏡子給病人看，終於還牙醫師清白，證明牙醫師沒說謊。此時你一定以為病人無話可說了吧？錯，此時卻見病人悠悠、很冷靜的說：「喔，我想起來了，牙醫師好像有拿鏡子給我看，但……我記得當時牙醫師並沒有叫我戴眼鏡，所以我根本不知道他講的蛀牙到底在哪裡。」

聽到這樣的說法相信許多牙醫師一定會很生氣，心裡想怎麼會有這種病人，但還記得老鄧說過，遇到醫療糾紛要先想「病人哪裡對」，而不是先想病人哪裡錯及自己哪裡對，才有機會面對自己真正可能犯的錯誤。因此其實冷

靜想想，當牙醫師在幫病人治療時，常會要求病人拿下眼鏡以方便治療牙齒，於是很多時候在跟病人說明時，還真的會忘了病人其實本來是有戴眼鏡，診療過程中有時直接讓他拿著鏡子，然後就開始向他解說，以為他應該看得到，有時真的會忘了問他：「沒戴眼鏡你看得到嗎？」也許在這案例中是病人亂扯自己沒戴眼鏡，但真實狀況其實是有機會發生的，所以還是得注意。

一定會有牙醫師說，就算自己有透過 X 光片、影像、甚至拿鏡子給他看，但病人就是不承認，而這也就是為什麼醫師做這些動作時，必須記載在病歷上，當只要你的病歷是連續的，法官通常不會認為你覺得之後可能會被告，所以預先造假，會相信你寫的記載。因此順手的幾個字，不必整個過程記載，例如記載有拿鏡子給病人看並確認蛀牙，就可以代表你確實做過這些告知動作。總之，千言萬語，比不上病歷幾筆。

最後請記得，牙醫師補蛀牙說明有三鏡，「大鏡、小鏡、帶眼鏡」，千萬別忘了。

03

補牙前該說的話及該做的事之三

案例

　　病人張先生，因為感覺前牙吃東西的時候會酸酸的，於是決定到「好習慣牙醫診所」檢查看看。掛完號後，診所由郝醫師負責幫張先生看診，郝醫師聽完主訴並詳細檢查後，請張先生拿著鏡子看蛀牙的牙位與位置，並告訴張先生上面兩顆正中門牙牙縫有蛀牙，所以吃東西才會敏感，建議應該要填補，張先生同意說好。接著經過一連串磨來磨去的聲音，及一陣一陣酸痛感覺後，郝醫師跟張先生說：「你的牙齒補好了。」張先生回去後想說這下可以放心的吃東西，沒想到過了一星期後，發現原本只會酸酸的牙齒反而變成不吃東西也會痛，越想越不對，於是趕快掛號回診，沒想到郝醫師聽完他的問題，竟然面無表情的告訴他：「這兩顆門牙牙縫蛀得那麼深，補完後本來就有痛的可能，通常補完後如果喝熱的會痛，或者不吃東西也會痛，那就是表示這顆牙可能需要根管治療及做牙套。」張先生一聽，當場激動地說：「本來沒補之前只有酸酸的感覺，還能吃東西，被你一補反而完全不能吃東西，如果你早跟我說補完可

能會痛，甚至還可能需要根管治療，那我當初就不會同意要補了，所以你要負責，如果需要根管治療及做牙套，不僅前牙兩顆假牙的費用你得負責，還要賠償我精神損失，如果不賠償，我就向衛生局投訴並向法院提告！」

做對三件事，不怕醫療糾紛

一、告知

　　《醫師法》跟《醫療法》都有規定，「診治病人時，應向病人或其家屬告知其病情、治療方針、處置、用藥、預後情形及可能之不良反應。」法律上的這個「應」就是醫師有義務，必須主動告訴病人，包括預後情形，因為預後狀況會影響到病人醫療處置的選擇。以本例來說，補完牙後可能會痛，甚至需要根管治療，這個原本不是病人認為會出現的預後狀況，依法就應事前告知病人。

　　以往都只有在手術同意書才會出現的醫療選項，自從《病人自主權利法》通過後，對於醫師平常門診的義務就產生了影響，第4條第1項明白規定，「病人對於病情、醫療選項及各選項之可能成效與風險預後，有知情之權利。對於醫師提供之醫療選項有選擇與決定之權利。」也就是病人對於病情有知情的權利，還有選擇與決定的權利，以本例來說，牙醫師除了告知病人當下牙齒的狀況外（例

如哪幾顆牙有蛀牙及蛀的位置），還必須告知病人對於這個蛀牙處理的選項，請注意至少一個以上建議的處置才叫做選項，例如「補」或「不補」兩種建議。另外對於補或不補的成效及風險預後，病人更有知情的權利，例如，補了以後可能沒事、可能會有短暫冷熱敏感出現，或者補完以後如果會痛就可能需要根管治療及做假牙保護。萬一病人選擇不補，還必須告知也許牙齒短時間還能使用，但時間一久便有可能因為越蛀越深，而需要根管治療，甚至還有可能得拔牙。因此請注意，醫師依法除了有告知的義務外，還必須說明清楚風險預後的選項，提供給病人選擇。

告知病情及提供選項給病人選擇的目的，是為了讓病人有能力自己決定醫療選項，而決定的前提當然就是醫師的充分說明，例如補或不補的選項，或者當選擇補牙這個選項時，由於早已知道蛀的比較深，所以告知病人補完會有敏感或者疼痛的可能。如果病人選擇了補牙，就算補完真的出現敏感或疼痛，至少因為牙醫師早有說明，所以這時就算病人要表示不滿，牙醫師仍然站得住腳，不用而且更不必心虛。

二、病歷

還記得「法律上病歷」嗎？就是《醫師法》第 12 條中的「其他應記載事項」四大要項，「inform」、「mistake」、「yes」、「no」。

（1）inform

　　當醫師真的有告知病人病情、選項、成效及預後風險，絕對不是說完就算了，一定要記得在病歷記載你有告知的病情、選項、選項的風險及預後，及病人的選擇，否則當病人否認你有講時，還真的找不到可證明你有講的證據，而且請記得，記載告知內容時，盡量不要用「well explained」，因為沒人知道到底你講了哪些內容。

（2）mistake

　　指的是當你將進行處置，或者已完成的處置，可能或已經出現與原先預期不同的結果，這時你更該詳細記載所告知的內容。例如病人補完可能會痛，病歷當然要記載你有事先講，或者萬一病人補完後會痛來找你，這時雖然病歷已有你早告知病人補完可能會痛的記載，但不代表病人痛後的處置，就跟你無關，之後的處置萬一有疏失，還是可能發生不必要的糾紛，因此預期或已發生「mistake」的病歷記載，就非常、非常重要，這些可能發生或已發生的非預期結果，絕對是日後醫療糾紛或醫療訴訟的導火線。

（3）yes

　　當你有建議病人選項，病人最後決定選擇某一項處置時，絕不是聽到病人說「我決定選擇這項」，就開始急著補牙的動作，這時不要忘記病歷一定要記載，病人選擇填補（如果真的不放心，還可要求在病歷或者同意書簽名）。如此一來，病人日後不管是不小

心或故意忘記自己選擇填補這件事時，醫師都能夠有憑有據的提示他，也才不會搞的自己啞巴吃黃連。

（4）no

當你提供給病人的建議或選項被病人拒絕時，請記住，病歷一定要記載病人拒絕你的建議或選項，因為這時的拒絕，日後往往會是醫糾的藉口，所以千萬要記得，不要當病人說不或者拒絕你時，你就……直接跳過做下一件事，而是要把說「no」的內容記載在病歷中，留作日後有需要時的證據，因為臨床上就真的有病人當下說「no」，但事後反咬說他並沒說不要的例子。拿本案來說，當你給病人選項，病人選擇不要補時，千萬不要就這樣結束門診，除了可以多問一次病人的意見再度確認外，如果病人還是拒絕，這時絕對要在病歷上記載「病人拒絕填補」，以免日後因病人選擇不補卻不承認而發生醫糾時，斷了自己的生路。

三、錄音

如果你真的有講，但你的病歷又真的忘了記載，這時只能指望自己沒忘了要錄音或錄影，因為有錄不知誰死誰手，沒錄只能死於病人之口。

填補蛀牙，原本只是牙醫的日常，但沒想一個簡單的日常補牙處置，竟會引出許多不必要的醫療糾紛。這些爭議或糾紛換個角度看，其實並不必然都是病人在找醫師麻煩，因為其中許多地方依法本來就是醫師該說及該做的，只是以往我們都沒注意，也不習慣跟病人多說，再加上病人也許並不在意，但時空環境在改變，以前沒問題，並不代表就是對的，只是那時沒人在意或要求，萬一當病人真的在意或要求時，最後一切還是只能依法律規範來斷定。以下再舉幾個實際案例，提供大家參考。

第一個是老鄧自己親身案例。一位 60 幾歲行動不便的婦人，因為右下第二小臼齒蛀牙來就診，照了 X 光片發現蛀的很靠近神經，老鄧考慮她行動不便，所以透過 X 光片跟她講解狀況後，建議她先試著填補看看，萬一回去真的痛了，再來根管治療，當然也可以選擇直接根管治療，病人最後選先補看看，填補完後，病人還邊走邊誇老鄧是個有良心的醫師。沒想到過了一個星期後，病人突然跑來診所大吵大鬧，說本來不會痛的牙齒，被我一補反而痛得要死，她活了 60 幾歲沒看過這麼爛的醫生。這時我很鎮定、冷靜、嚴肅、委婉的告訴她說：「阿桑，上星期來時我就跟你解說過狀況，如果選擇用補的，萬一補完會痛就可能需要治療神經，當下你也同意選這處置。」婦人繼續

更大聲咆哮說：「你根本就沒說！」我悠悠的指著病歷說：「從你來到現在我都沒碰病歷，你可以拿去影印，請懂的人看看，我病歷上是不是有寫我剛才說的，如果沒有，這顆牙後續所有問題我負責，但如果有，就要請你當面跟我道個歉。」結果想當然耳，婦人鼻子摸摸自行離開。

再舉個案例，病人因左下第一大臼齒近心面填補物破裂，來到北部某診所要求重補，補完回去後發現不僅牙線下不去而且還會痛，於是跑回該診所詢問是不是沒補好，要不然怎麼原本沒症狀只是要重補的牙，補完反而更痛。牙醫師回應說：「那顆牙蛀的深，補完本來就可能會敏感或者痛啊，如果真的不行的話就要抽神經，這都是補牙的風險啊。」病人一聽就火了：「我補之前怎麼你都沒說有這風險，這些風險對你們牙醫師是常識，但我們沒有醫療背景，你沒說我哪會知道。」於是牙醫師接著說：「就醫療常規而言，所謂風險的告知，應該是處理過程可能遇到需要抽神經，或者牙齒斷裂需拔除的狀況才列入風險，補完牙後會痠痛的情況，非牙醫師所能控制，這並不是風險。」這件事後續如何發展目前還不知，但看到這裡，你有感覺到這位醫師至少有個觀念是不太正確的嗎？法律規定的很清楚，告知內容包括「預後及可能的不良反應」，牙醫師不能保證病人補完蛀牙不會痠痛，但至少可以事前

告知病人補完可能會痠痛。

最後一個例子，一位大學生來診所要求補正中門牙兩顆牙縫蛀牙，補完後覺得喝冷熱都很痛，跑去別家診所求診，結果立刻被告知這兩顆牙要抽神經及需做牙套總共 4 萬元。病人做完假牙後跑到原診所理論，並且說他是法律系學生，了解醫療法規有規定醫師要先告知可能狀況，而醫師並沒有告訴他，這兩顆補完如果會痛，需要根管治療及做牙套，要是有早說，他就會考慮要不要補，所以要診所負責 4 萬元假牙費用。

看到這些類似案例一再出現，很多時候我都說，病人告不告的成是一回事，但病人會不會煩的成，則是另一回事。也許沒告知補完牙會痠，病人最後不見得告的成，但相信我，他們絕對會讓你煩得成，因此多花個幾分鐘講病情，再多花個幾分鐘寫病歷，有需要時，會幫你省下好幾個時、日、月、甚至年。

話說至此，其實 OD 這三篇內容所提的重點，老鄧自己平常看診時真的就已經落實，而且因為養成這種記載習慣，讓我在執業生涯裡，不知救過自己多少次，更替老鄧省掉許多不必要的麻煩及糾紛，真心推薦給大家，也希望大家如果不想陷入這類不必要或者不想要的困擾，可以試試看，真的有用、好用。

總結
OD 總複習，預防醫糾該做對的三件事

對於這幾年出現越來越頻繁的填補蛀牙糾紛，就因為是牙醫師的日常，所以一旦發生問題，很容易變成不勝其擾的經常，再加上「全民健保行動快易通」app 就在病人手邊，除了本來就該遵循的醫療常規，千萬不要虛報、亂報外，更重要的是，補了什麼要跟病人說，要不然真的容易被誤會。很多時候老鄧都說，病人告不告的成是一回事，但別忘記，不管如何一定會讓你煩的成。因此多花個幾分鐘講病情，再多花個幾分鐘寫病歷，有需要時，真的會幫你省下好幾個時、日、月、甚至年的青春。真心建議，好好調整告知的習慣、記載病歷的習慣及錄音（影）的習慣，雖然不可能沒有醫療糾紛，但絕對能不怕醫療糾紛，更能為自己而戰。

最後再對補蛀牙來做個總複習，希望能夠讓大家不要把簡單的麻煩變更複雜，而是可以把簡單的麻煩，讓它更簡單。

一、告知

1. 告知是義務，只要被告，法官一定會要求牙醫師先證明自己有告知，所以補蛀牙前應先告知，而且是主動告知。

2. 病人對於補牙的病情、醫療選項及各選項之可能成效與風

險預後，絕對有「事前」就需知情之權利，記得事後才說
的告知，容易被當作藉口，而不是理由。

3. 牙醫師需提供醫療選項給病人，包括「補」或「不補」，
   如果要補是怎麼補，補了可能會怎樣，而且一定要記得，
   病人對於選項有選擇與決定之權利。

4. 告知是醫師的義務，決定是病人的權利。

5. 「四不一要」，病人有「嗯」≠有「好」，有「好」≠有
   「要」，有「要」≠有「懂」，有「懂」≠有「效」，一
   定要「確認、確認、再確認」。

二、病歷

1. 除了「醫療上病歷」或「健保上病歷」外，更重要的是要
   寫份「法律上病歷」，才能面對醫療糾紛或者面對法官時，
   證明自己講的、做的有所本，包括了「為什麼」、「給選
   項」、「提證明」三要素，也就是要寫一份能證明自己真
   的有講、有做的「法律上病歷」。

2. 《醫師法》中所指「其他應記載事項」，包括了「inform」、
   「mistake」、「yes」、「no」這四大要項，更是醫糾除
   了專業部分外，法律上決勝負的要點，而老鄧一直強調所
   謂「法律上病歷」的記載內容，就是以這四大要項為主，
   有寫才有所本能幫自己辯，沒寫很容易百口莫辯。

3. 病歷上直接寫「well explained」，不代表就可以證明自己有告知，因為法官要的重點是你到底說明或者解釋了哪些內容，而不是只記載「有告知」這個動作。

三、錄音

　　萬一你真的有講，但你的病歷又真的忘了記載，這時只能指望自己沒忘了要錄（影）音，還記得「能得同意是最好，只錄彼此沒煩惱，錄音隱私爭議少，醫病關係是王道」，因為，有錄不知誰死誰手，沒錄只能死於病人之口。

1. 依法事前告知病人哪幾顆蛀牙及蛀在哪裡，並給病人治療選項，而且告知補完蛀牙後，可能會出現的預後及不良反應，再跟病人確認選擇並得其同意，最後依法記載所謂「法律上病歷」，才是安心補牙不煩惱的王道。

2. 當病人知道自己有蛀牙卻沒有症狀，或病人根本沒感覺有蛀牙或症狀時，這時如果要建議病人填補，一定要記得確認、確認、再確認，確認病人了解也同意要補才動手填補，特別是依專業判斷後，認為該牙是屬於深度

蛀牙或者補完有機會影響神經時，否則本來不會痛的牙齒，萬一補完反而會痛，不僅有理說不清外，搞不好還會被病人誤認是為了賺假牙的錢，故意把蛀牙挖深。

3. 另外要提一下有關覆髓（capping）的事。當你幫病人補完牙後病人會痛，病人可能 Google 後跑來跟你吵說：「網路上說對於深的蛀牙可以先覆髓，之後再填補，你為何沒跟我說，也沒幫我這樣做，難怪我的牙補完後會痛。」牙醫師一定都知道這處置的目的，但請記住，如果牙醫師不說，病人不會知道這是暫時性填補材料，他不會知道這樣處置後，如果那顆牙會痛，還是需要治療神經，他也不會知道如果該牙後續沒有症狀，必須回來更換成永久性填補材料。這些，只要醫師不講，病人真的不會知道。因此就有院所幫病人覆髓完後，並沒有告知病人一段時間後（健保所指的 30 天，只是健保給付永久性填補材料費用的行政規定，而非法定條件）需回診更換填補材料，導致病人後來覆髓材料崩裂且牙痛而去告醫師。因此還是老話，多說一句（有告知病人多少時間後需回診），多寫一句（記載已告知病人多少時間後需回診），能替自己省掉好幾十句的時間，何苦不為呢？

4. 一定要依法誠實申報健保，現在「全民健保行動快易

通」app 可以隨時、隨地、隨意查到醫師幫病人處置的
健保申報，也許你是好心幫病人一次補了三顆牙，但心
想應該為善不欲人知所以沒跟病人說；也許你是故意只
補一顆卻報三顆，當病人一查 app，發現醫師竟然一次
申報了三顆蛀牙填補，但結果可能都一樣，就是病人認
為沒填補及故意虛報詐領健保。

5. 最後，現在只要出現補牙的醫糾，病人很常說的就是
「牙醫師沒有拿鏡子給我看是蛀哪一顆牙」，千言萬語，
比不上病歷幾筆，另外別忘了補牙有三寶，「大鏡、小
鏡、帶眼鏡」。

Chapter

2

根管治療
Endodontics (Endo)

01
事緩則圓，告知為先

案例

　　病人趙小妹是郝牙醫從 5 歲看到 21 歲的病人，而趙媽媽更是看了快三十年的老病人，有天晚上診所門診結束前，趙小妹因牙痛來就診，郝醫師一看是右上第一大臼齒蛀到神經，想說他們全家都是老病人，只簡單跟趙小妹說：「這要根管治療，不用怕。」就直接幫趙小妹根管治療，趙小妹離開前還笑嘻嘻的說：「謝謝郝醫師，現在都不會痛了。」

　　結果隔天診所一早開門，趙媽媽帶著趙小妹就直接衝進來，對著郝醫師破口大罵：「枉費我那麼相信你，我女兒只是牙齒不舒服，為什麼動不動就要抽神經？而且幫她抽神經也沒跟她說清楚，只說要『根管治療』，她哪會懂什麼叫做根管治療，你要講抽神經她才知道。另外她年紀那麼小，你怎麼沒有先問家長同不同意，就擅自幫她抽神經？我不管，你要給我個交代，要不然我跟你沒完沒了！」郝醫師聽完很無奈的說：「昨晚診所收診前，趙小妹衝進來說她牙痛，我想說她是我從小看到大的病人，於是我加班幫她看診。檢查

後發現，她是因為蛀牙蛀得太深，我有跟她說，這顆牙蛀太深需要根管治療。她說好，只要能讓她不痛就好，因為再來是期末考，如果牙一直痛，她沒辦法準備考試，所以我才當下就幫她根管治療，讓她能好好準備考試。就因為你們是老病人，我才好心加班幫她處理，你竟然這樣誤會我，真的太過分了！」

做對三件事，不怕醫療糾紛

一、告知

《醫師法》、《醫療法》及《病人自主權利法》都有規定，「診治病人時，應向病人告知病情及醫療選項，而且病人有權知道可能之不良反應，及選項可能的成效與風險預後。」

成年是 20 歲，趙小妹 21 歲已成年，因此法律上所有的醫療處置，她有完全的自主決定權，牙醫師做任何處置，真要論法只要趙小妹同意即可，不必一定要經過父母同意。

告知是醫師的義務，法律上並沒有設定什麼身分可以免除告知，所以不管是親戚、朋友、老病人或者老病人的小孩，這些都與需不需要告知無關，因為一律都需要告知，絕對不要自動省略告知步驟，請牢記，他們只有一個身分，就是「病人」。

告知中很重要的一點，就是你講得東西要病人能聽得懂，而不

是只負責把你知道的講給病人聽，因此當牙醫師說出「根管治療」這四個字時，千萬不要以為大家都知道是什麼意思，特別是老一輩的人，他們習慣聽到「抽神經」、「毒（t'au）神經」、「治療神經」，但往往就是不懂什麼叫做「根管治療」。

還記得《病人自主權利法》的規定嗎？告知內容必須給病人選項，而給選項最重要的目的，就是為了讓病人可以選擇要或不要接受根管治療，當然前提是得先解釋清楚什麼是根管治療，及為何需要根管治療，特別是為何會建議要根管治療？是因為「已經蛀到神經」，或者「雖然還沒蛀到神經，但因為很深，要是補起來有可能會痛」，還是「先補補看，萬一真的痛就要來治療神經」，這些都是告知內容與選項。

所以對於病人的選項，依序是：

（1）如果已蛀到神經無法填補，還是要給病人選項，願不願意根管治療，而不是直接根管治療。

（2）如果還沒蛀到神經但很靠近，則告知病人補完牙後的可能結果，由病人選擇填補或直接接受根管治療。

（3）如果病人不願補也不願根管治療，就只能維持現狀，開藥給病人，請他考慮後決定要如何處置，再行約診。

病人有「嗯」≠有「好」，有「好」≠有「要」，有「要」≠有「懂」，有「懂」≠有「效」，不要聽到病人「嗯」一聲，就直覺反射病人就是說好，或者代表他同意，一定要「確認、確認、再確認」。

二、病歷

還記得「法律上病歷」嗎？特別是《醫師法》第 12 條中提到的「其他應記載事項」四大要項，「inform」、「mistake」、「yes」、「no」。

（1）inform

當你真的有告知病人有關這顆牙的病情、治療選項、成效及預後風險後，絕對不是說完就算了，一定要記得在病歷記載你有告知及其內容，否則沒人可證明你有講，請記得盡量不要用「well explained」。

（2）mistake

當病人不願根管治療而選擇填補，但有告知補完可能會痛，或者病人雖然選擇根管治療，但根管治療過程也有可能會痛，甚至感染發炎，這一定要先講，並且絕對要記載，千萬不能等病人會痛或會腫來找你，你才講，那絕對來不及。

（3）yes

當你建議病人選項，最後病人決定選擇根管治療或填補時，絕不是聽到病人說「好」後，就開始動作，因為還有一件更重要的事，一定、絕對不要忘記，就是病歷要記載病人做的決定（如果真的不

放心，還可要求在病歷或者同意書簽名）及內容，如此一來，病人日後不管是不是不小心忘記，這選項是自己選擇這件事，你都能夠有憑有據的提示給他，免除自己啞巴吃黃連的下場。

（4）no

當你提供給病人建議或選項，既然病人有選一項，那一定就是病人拒絕了另一（幾）項。這時千萬要記得，不要當病人說不或者拒絕你時，你就埋頭只做他說好的處置，而是記得病歷一定要記載病人所拒絕你建議的選項，因為實在有太多病人當下說 no，但事後卻說「他沒說不要」的例子了。拿本案來說，當你建議病人根管治療，病人選擇不要時，千萬不要就這樣結束門診，除了可以再多問一次病人意見做確認外，萬一病人還是拒絕，這時絕對要在病歷上記載「病人拒絕根管治療」，以免日後演變成醫糾。

三、錄音

萬一你真的有講，但你的病歷又真的忘了記載，這時只能指望自己沒忘了要錄音或錄影，因為有錄不知誰死誰手，沒錄只能死於病人之口。

老鄧
給個說法

　　成年是 20 歲，趙小妹 21 歲已成年，雖然法律上所有的醫療處置，她有自主決定權，但如果不是緊急到不行的情況，還是建議跟病人説：「這顆牙我建議要根管治療，你可以回去跟爸媽再討論看看，如果願意處理，再打電話跟我約時間。」事緩則圓，真的不要急著做處置。

　　對於根管治療，老鄧真心建議，除非你很確定就是該顆牙齒引起，也確定病人了解你説的，更確定病人真的願意及同意接受根管治療，否則真的不要隨便第一次就診就匆匆執行根管治療，因為有時會遇到病人下次回診時，質問牙醫師一件事，就是：「我上網查了，牙痛不一定要根管治療啊，還有別的方式處理啊，你為何沒跟我講也沒給我考慮的時間……」當你以為幫病人解決了第一次就診的問題時，其實你是幫自己衍生出更多問題。

　　當病人自己並沒有感覺到有症狀或不舒服，只是因為你看到有顆牙蛀很深或根尖有 leison，就依照你的直覺認為這顆牙需要根管治療，請注意，這是最容易引起醫療糾紛的狀況。因為很有可能病人之前沒感覺，但被你開始治療後反而有症狀或感染出現，這時絕對是替自己找更大的麻煩的開始，所以你該做的是確實告知病人可能的狀況，

然後讓病人回去考慮看看是否想要治療，如果可以，這類牙齒最好不要當次處理，還是老話，告知是你的義務，決定是病人的權利。

除非你實在有十足、充分、絕對的把握，根管治療的那顆牙，不可能感染發炎，否則老鄧真心再建議，不要只開止痛藥給病人，因為有幾個例子，病人治療回去後紅腫，甚至蜂窩組織炎，結果抱怨你沒開抗生素給他，造成他更嚴重，老鄧說過，不需開抗生素也許你專業上站得住腳，病人也許不見得告的成，但絕對會讓你十足十被病人煩的成。

再舉個類似的實際案例，一位南部牙科前輩，有天病人因左上第一小臼齒，摸起來牙肉腫脹會痛來就診，前輩用臺語跟他說「齒腳發炎，要車開牙齒」，減輕壓力，才會好，接著就開始磨牙齒，此時病人覺得痛但卻拒絕牙醫師幫他打麻藥，結果不到一分鐘，病人突然跳下治療椅狂奔而出，一個月後，病人帶來南部某醫學中心開立，因該牙導致蜂窩組織炎住院的診斷證明書，要求這位前輩賠償，並且一直咆哮說，就是因為你這無良牙醫當天把他那顆牙磨過後，害他日後一連串的發炎最後還引起蜂窩組織炎，而且也沒說要根管治療。我想許多牙醫師看到這案例一定會不以為然，心中滿滿覺得都是病人的問題，但老鄧

說過，碰到醫糾，第一件應該先想「病人哪裡對」，而不是「病人哪裡錯」，因為病人錯的地方，不見得就是你對，但是病人對的地方，往往就是你錯的地方。所以想想這個案例中「病人哪裡對」，不就是這篇文章我們提到的地方嗎？你從牙醫師專業的角度看這顆牙，也許的確完全符合需要根管治療的適應症（indication），但請記住這並不代表就是病人一定要接受治療的適應症，因為告知是你的義務，決定是病人的權利。

最後，針對這個案例，「老病人」真的不見得等於「好病人」，老病人只是給你看很久了的病人，但不代表你不照法規來處置或者不小心出了意外，他不會在意也不會告你的「好病人」，所以絕對不要因為是「老病人」，而自動鬆懈任何法律規定你該做、該講及該注意的事項，因為當你出了問題，很多時候「老病人」往往不會等於「好病人」，請記得他們都只是「病人」。

他山之石──訴訟案件分享

慰問金別亂給

刑事部分──不起訴

刑事不起訴，檢察官認為右側三叉神經痛、蜂窩性組織炎之傷害，尚無足夠之證據是因對其右下第一大臼齒進行根管治療所引起，且牙醫師所為均符合醫療常規，並無疏失。

民事部分──病人敗訴

民事判決可參考，臺灣臺中地方法院民事判決 108 年度中簡字第 870 號及臺灣臺中地方法院民事判 108 年度簡上字第 280 號。

病人主張

因右下側後方臼齒輕微疼痛，至診所就診，牙醫師當日幫他做根管治療，但當日晚間就出現後腦神經抽痛及右側臉頰腫痛之症狀，隔天前往醫院神經內科就診，經醫師診斷為三叉神經痛，看完診後右側臉頰腫痛仍未減緩，幾天後因疼痛不堪，再去醫院掛急診，急診醫師認應是根管治療所引起，經抽血檢查後，告知血液中白血球數過高，恐有發炎現象，或將阻塞呼吸道危及生命安全，建議住院觀察，病人拒絕。二天後又因右側臉頰疼痛不堪，再次到醫院掛急診，並辦理住院，經診斷為臉部蜂窩性組織炎，經住院治療三天

後出院，病人立刻前往診所質問，說醫院的醫師告訴他病症引起應與根管治療有關，牙醫師雖然否認自己有醫療疏失，但診所之後卻傳訊息告知有備慰問金，請病人親臨診所櫃臺簽收，於是病人覺得牙醫師這一定有問題，於是決定提告求償。

醫師說法

病人右下第一大臼齒因嚴重齲齒及牙周病產生腫痛前來就診，當時建議病人應予拔除，但病人堅持保留該齒，於是先進行右下第一大臼齒牙周病及齒內根管治療緊急處理，當時亦告知病人因其左側缺牙，長期使用右側牙齒咀嚼，業已造成其右下第一大臼齒出現裂痕，更告知病人應盡早填補該齒，認為自己並無醫療疏失。

法院看法

1. 依病歷紀錄，右下第一大臼齒嚴重齲齒及頰側牙齦膿腫，經X光檢查結果可見右下第一大臼齒齲齒，牙根周圍已有病灶，且伴隨遠心牙根周圍嚴重骨吸收，於是進行右下第一大臼齒牙周病及齒內根管治療緊急處理，並告知病人若有不適，應盡速回診。這些治療符合醫療常規，並無疏失。

2. 臨床上牙根膿瘍可發展為初期蜂窩性組織炎，與是否進行齒內治療無直接關聯，此疼痛有時會有轉移痛放射至頭部情形，但與三叉神經痛無關。進行治療方能減低蜂窩性組織炎之發生機率，然經第一次齒內治療後，病情仍進展為蜂窩性組織炎之可能性仍存

在，此屬於正常現象。牙醫師告知病人若有不適應盡速回診，且有安排回診繼續進行治療，但病人回診時拒絕接受進一步治療。牙醫師已盡注意及告知義務，其所為處置符合醫療常規，所以病人蜂窩性組織炎之發生與牙醫師的處置並無關聯。

　　3. 病人敗訴確定。

老鄧的看法

1. 除非真的是牙醫師自己的錯，否則慰問金不要隨便亂給，容易被病人覺得是牙醫師心虛想和解。

2. 病人拒絕的事項一定要記載，當你建議病人拔牙時，病人拒絕拔牙當然要記載；病人要求治療看看，也要記載；治療後症狀可能會緩解，但也有機會更嚴重更要記載。

3. 不管當下病人有無感染，除非自己真的很有把握，病人絕不可能發炎感染，否則抗生素與止痛藥強烈建議最好要開。

4. 病歷一定要記載，有預約下次治療，並記載有告知病人如有不適應盡速回診（也就是「F/U」這兩個字的重要）。

5. 不要懷疑，一個髓腔開擴就有可能被告了兩、三年，在這案子中，病人最常提出告醫師的點，不就是老鄧常提醒大家的重點嗎？提告是病人的權利，做對三件事，讓自己不怕被告，則是自己的義務。

02
根管治療到底需不需要填同意書

 案例

病人趙小妹是郝牙醫是從 5 歲看到 21 歲的病人，而趙媽媽更是看了快三十年的老病人，有天晚上診所結束門診前趙小妹因突然牙痛跑進來就診，郝醫師一看是右上第一大臼齒蛀到神經，想說他們全家都是老病人，只簡單跟她說：「現在要根管治療，不用怕！」就直接幫趙小妹根管治療，趙小妹離開前還笑嘻嘻的說：「謝謝郝醫師，現在都不會痛了。」

下次回診時，郝醫師問趙小妹有沒有好點，還會不會痛，趙小妹笑咪咪的回說：「不會耶，但是……」「有什麼問題儘管問不用客氣。」郝醫師很有耐心的說著。「那我就直說了喔，我上網查過了，網路上說根管治療是侵入性治療，依法應該先給我填同意書後才能治療，否則診所會被衛生局罰 5 萬元，但是上次你沒給我填就直接開始治療，所以我發現郝醫師你應該沒有遵守法規喔，如果我去衛生局檢舉你，你就得被罰 5 萬元，但看在我從小牙齒都是你看的面子下，我想你如果願意表示一下心意，2 萬元左右應該不為過，

我就當作沒這回事。」郝醫師一聽心頭涼了大半，想說好心加班幫她處理的結果，竟是被找麻煩，但一想到，好像真的在根管治療前，依法得填同意書，萬一真的被檢舉，自己可能會被罰 5 萬元，於是先跟趙小妹說：「這我先確認一下，下次回診再回答妳。」於是下診後郝醫師立刻打給趙媽媽，跟她說這件事，還一直強調：「你們一家都是我的老病人，所以才加班幫她處理，現在回過頭找我麻煩，這樣真的很不夠意思。」沒想到趙媽媽聽完郝醫師的抱怨後，竟然說：「唉，趙小妹已經成年，我也不能說什麼，該給她的你就給她吧！」郝醫師氣的直接掛掉電話。

做對三件事，不怕醫療糾紛

一、告知

《醫師法》、《醫療法》及《病人自主權利法》都有規定，「診治病人時，應向病人告知病情及醫療選項，而且病人有權知道預後情形、可能之不良反應及選項之可能成效與風險預後。」

對於告知書面化的強制規定，在《醫療法》為第 63 及 64 條，這兩條都有提到依法須填同意書，沒事先填寫的話，會被主管機關裁罰 5 萬元。第 63 條對於牙科而言，是指進行植牙、單純齒切除術（92015）、複雜齒切除術（92016）三類被衛福部歸為門診手

術的處置，醫療機構依法必須先填寫「麻醉同意書」及「手術同意書」。第64條則是指「實施中央主管機關規定之侵入性檢查或治療，須填同意書」，而根管治療既然非屬衛福部規定的三種手術之一，那是否需要填寫同意書的問題，顯然就在第64條。

對於根管治療，許多民眾透過網路查詢，常會看到網路上很多文章都說，根管治療因為是屬於條文所講的「侵入性治療」，所以依法當然就該先填同意書，所以如果你的牙醫師在根管治療前沒先給你填，就是有違法。大多數的牙醫師看診時如果突然聽到病人當面這樣說，第一時間都會有點心虛，因為看起來好像真的是這樣子。根管治療算不算侵入性治療？如果真的算，那簡單性拔牙及複雜性拔牙呢？看起來不是也都算，那不是幾乎所有牙科處置都算侵入性治療，依法不就全部都要填同意書嗎？但臨床上好像又不是如此，問題出在哪裡？為何既然是侵入性治療，但卻沒聽衛福部說過這些處置依法都得填同意書啊！其實答案就在「規定」這兩個字，請再仔細看一下法條「實施中央主管機關規定之侵入性檢查或治療」，要簽同意書的侵入性治療是指經主管機關「規定」的才需要（例如在衛福部網站，有許多醫美的侵入性處置像打玻尿酸等，都有規定的同意書範本），也就是說雖然根管治療就算是侵入性治療，但主管機關沒規定這項侵入性治療須填同意書，依法牙醫師就可以不需先填同意書。所以對於牙科而言，依法目前只有被歸類為門診手術的植牙、單純齒切除術（92015）、複雜齒切除術（92016）三種處置外，其他處置不僅都不算手術，也不算「規定」的侵入性治療，

也就是依法都可以不需在處置前填寫同意書。

雖然依法可以不需填同意書，如果院所習慣讓病人填當然更好。但請注意，依法可以不用填，但不代表就可以不用告知，也就是說所有根管治療所需的程序、選項、預後仍然都需告知。

二、病歷

既然依法沒有強制需填同意書，那該怎麼證明自己有告知，當然就是得靠病歷，凡是你有講的選項、風險、病人有說要或不要的選擇，通通要記載在病歷上。

如果醫師怕沒有同意書會不安心，當然也可以請病人在病歷記載後面簽名（這時電子病歷可能就會有點困難），或者是直接做一個「經醫師解說後，同意根管治療，請簽名」的章蓋在病歷上，然後請病人在上面簽名也是一種做法。其實有的院所連病人拒絕根管治療都會請他們簽名，也許多花一點時間，但日後卻能省事省麻煩。

三、錄音

萬一你真的有講，但你的病歷又真的忘了記載，這時只能指望自己沒忘了要錄音或錄影，因為有錄不知誰死誰手，沒錄只能死於病人之口。

老鄧
怒個說法

根管治療依法是否需要強制填同意書這問題，相信已經困惑很多牙醫師與民眾很久了，當牙醫師面對民眾質疑時，更因為無法確定到底依法需不需要填同意書，常常讓自己陷於不必要的困境或威脅中。看完這段說明相信現在應該大家心裡都有個穩穩的底了，答案就是「依法不需填同意書」，但你想給病人填當然也可以，只是院所到底有沒有確實告知，及告知有沒記載，其實更重要。

現今的醫療環境下，醫療爭議的重點除了你做的好不好，有沒有依照醫療常規外，有沒有說及能不能證明自己有說，反而是現在更需注意的部分，同意書是告知內容文字化的書面證據，當然會比較容易證明自己有說，如果院所怕將來舉證麻煩，或許養成治療處置時都讓病人填寫同意書，應該也是個不錯的習慣。

這個案例，老鄧自己也遇過類似狀況，當我看到花了許多診次超辛苦才把這顆牙救回來的病人，竟然在最後一次療程結束後，眼神兇惡，口出惡言的在質問（不是詢問）我：「網路上說，根管治療要填同意書，你違法，竟然沒給我填，我要檢舉你！」當下一聽我就真的怒了，直接跟他說：「你找對人了，如果是別的牙醫師還可能怕你，算你倒霉遇到我，兩個選項（法律規定告知有選項是一定要

的）給你選，仔細選喔，第一個是針對你剛剛對我的態度
與用詞，先跟我道歉，我願意告訴你正解，然後以後你還
是我的病人。另一個選項是，如果你覺得第一個選項，我
只是在虛張聲勢唬你的，你可直接去衛生局檢舉我或者告
我，我一律奉陪，而且要告，大家來告，誰怕誰，放心，
大家可以一起結伴到地檢署，然後，以後你絕不會是我的
病人。」啥，你問我後來病人選哪個，噓……我不會告訴
你，因為這位病人現在還是我的病人。

　　還記得「老病人」不等於「好病人」嗎？接著要記得
另一件事，「好病人」的小孩更不等於「好小孩」，千萬
不要因為他們在你心中的就醫身分，就讓自己忘記或自動
省略法律一直規定及規範的規矩，因為當你違反了這些規
矩，你會赫然發現，不僅「老病人」不等於「好病人」外，
「好病人」的小孩更不等於「好小孩」，他們真的就只是
病人，別懷疑，只要他們覺得想要，該對你主張或者該爭
取的權益一樣都不會少。

03
早說總比晚說好，該說不說增煩惱

 案例

　　病人趙小妹是郝牙醫從 5 歲看到 21 歲的病人，而趙媽媽更是看了快三十年的老病人，有天晚上診所結束門診前趙小妹因突然牙痛跑進來就診，郝醫師一看是右上第一大臼齒蛀到神經，想說他們全家都是老病人，只簡單跟她說：「現在要根管治療，不用怕！」就直接幫趙小妹根管治療，趙小妹離開前還笑嘻嘻的說：「謝謝郝醫師，現在都不會痛了。」

　　下次回診時郝醫師繼續根管治療這顆牙，心裡想著能夠幫老病人的小孩解決病痛，心中真的充滿著當醫師的使命與成就，突然，極輕微阻礙感傳入手中，瞬間喚醒沉醉正在滿足的心情，郝醫師心中一驚，發現根管治療 8 號的小挫針竟然短少了一小截，拿出一看好像斷了 2mm：「不會吧，難道真的發生了嗎？」再照一張 X 光片，小挫針果然斷在近心根管根尖 1/3 處（也就是所謂的斷針），於是郝醫師想先嘗試著看看是否能拿得出斷針，結果一直沒成功，這時心裡在想，到底要不要告訴病人，經過內心天人交戰掙扎，決定下

次約診時再好好跟趙小妹解釋及說明後續要如何處理。

結果沒想到人算不如天算，回去兩天後，趙小妹突然覺得那顆牙很痛，打電話到診所想看看能否當天去看，但診所告知必須到一星期後才有空檔，於是趙小妹就先到住家附近「好朋友牙醫診所」就醫，結果那家診所竟然當次就把趙小妹痛的牙其他兩個根管充填完畢，然後告知趙小妹近心那個根管有斷針，他們無法處理，請她回原診所處理，趙小妹一聽嚇一跳，想說那麼信任郝醫師，沒想到竟然隱瞞她事實，斷針沒當下跟她說也沒處理，害她白痛那麼多天，於是就直接衝去找郝醫師理論。

做對三件事，不怕醫療糾紛

一、告知

《醫師法》、《醫療法》及《病人自主權利法》都有規定，「診治病人時，應向病人告知病情及醫療選項，而且病人有權知道預後情形、可能之不良反應及選項可能成效與風險預後。」

斷針發生的原因並非單一，也非絕一，牙齒根管構造複雜，有許多 X 光片上無法清楚看見的彎曲與分叉，加上根管器械磨耗或者金屬疲乏，治療中便有機會發生斷裂，導致斷裂器械暫留在根管裡。

　　因此，如果我們想要達到百分百斷針迴避可能性時，必須有能見到所有根管彎曲程度的設備，及確實了解根管器械磨耗程度或者彈性疲乏比例的能力，但這在目前現有治療及技術，幾乎無法百分之百做到。因此對於所謂「迴避發生可能性」在現有根管治療技術下，僅能透過經驗臆測根管彎曲的可能及走向，或者將根管器械定時或依經驗汰換，來做適度的預防，但這些都只能降低斷針的可能性，就算發生，也無法完全確認到底是何原因造成，有可能是人為操作不當，也有可能是根管過度彎曲，或者器械未定期更換以保持可用性，甚至器械疲乏等許多原因，因此當然就無法百分百迴避它發生，所以老鄧認為，斷針不該一斷就與牙醫師有過失畫上等號，除非能證明，只剩人為操作不當這因素，否則當檢察官無法證明是單一因素造成時，便不該一斷就以過失論罪，因為斷針在醫療上應屬醫療風險。

　　斷針對於根管治療過程而言，是種可預見但無法迴避的結果，所以應是風險，不是過失，但這有前提，也就是必須在治療前，不管是透過同意書或口頭告知（當然病歷要記載），先讓病人了解根管治療過程中，有可能會出現斷針這個風險，萬一真的不小心發生，它可以解決及處理的方式有哪些。

　　雖然不是一斷針就直接等於過失得負刑責，但也不代表就可以把它解讀為「斷針既然無法百分百避免，那麼以後斷針就跟牙醫師無關」，而應該是至少要符合告知同意（書）及依照醫療常規進行根管治療等前提要件下，才能說，斷針不一定等於過失。

雖然法令未規定根管治療一定要簽同意書，但根據老鄧所接觸到的案例及後續發展，對於沒有習慣在病歷詳細記載告知過程的牙醫師，簽屬同意書變得相對重要，因為如果能在治療之前就讓病人了解，根管治療有其不確定性，當牙醫師以現行根管醫療常規進行治療時，對於斷針這件事，它是現實存在的風險，無法百分百避免，更讓病人了解到萬一斷針不幸發生時可能的後續處理模式，例如透過轉診，由根管專科醫師利用根管顯微鏡來進行後續處理等，這樣才能減少病人萬一真的發生斷針的不確定感與不安全感。

當告知完後，接著當然就是給病人選項，因為此時你已讓病人瞭解治療過程是有斷針的風險，而且你無法保證治療過程中，一定不會出現斷針，所以最後讓病人選擇，願不願意進行根管治療。

二、病歷

如果院所事前並沒有簽同意書，但醫師確實有告知病人根管治療風險，請切記，告知內容一定要記載在病歷上，特別是《醫師法》第12條中「其他應記載事項」的四大要項，「inform」、「mistake」、「yes」、「no」。

（1）inform

就是把你有跟病人說對於根管治療的處置方式、選項、風險及預後的風險，你認為的或者你建議的重點，都記載在病歷中，以本

例來說，你有告知病人牙齒蛀牙蛀的太嚴重，所以建議根管治療，當然病人也可以選擇再觀察看看，但也許日後有更痛的可能，接著告知他根管治療可能的風險，包括斷針，及有可能治療過程會發生感染腫痛等。

（2）mistake

你即將進行的處置所可能會出現的預後或風險，或者你已進行的處置中，有可能出現的狀況，甚至治療完後可能出現的問題。例如治療前有跟病人說，可能會有斷針或者感染的風險；治療中如果該牙不小心咬到，有可能會更疼或者裂掉；根管治療完成後建議病人應該考慮把牙套做起來，保護這顆牙不會不小心咬到硬的食物而裂掉等等。因為有記載，至少表示你有注意，因為有記載，甚至表示你有積極處理。

（3）yes

就是在病歷上記載病人同意你所建議的治療、處置或者用藥等。例如病人同意你所建議的根管治療，或者自己選擇醫師所建議的其他選項，這些記載就是證明病人自己選擇及同意最好的證明。

（4）no

這是四項中重點中的重點，因為此時病人所拒絕的建議、項目或者處置，往往就是造成日後醫糾的種子，因此記載病人所拒絕的

內容、建議或者選項，超級無敵重要。例如病人考量風險，所以暫時不願接受根管治療，或者治療過程中，病人不聽勸告一直使用這顆牙吃東西。真的有些病人出現問題後，會把責任推給牙醫師，說牙醫師沒跟他講要治療或者不能使用那顆牙咬東西，才導致他治療過程牙齒斷裂需拔除。這時你除了說自己真的有講，是病人自己拒絕之外，你還能拿出什麼證據，證明真的是病人自己拒絕不要的？因此雖然多寫這些記載內容，健保不會多給付，雖然沒寫這些內容，還是符合醫療法規上病歷記載的規範，但多花幾分鐘多寫幾個字、幾句話，卻是能讓自己在醫糾及訴訟上，省掉好幾十倍麻煩及時間的好習慣。

如果不幸真的出現斷針狀況，除了當下第一時間時該告知病人外，請切記病歷也該記載已告知病人斷針情況。

三、錄音

萬一你真的有講，但你的病歷又真的忘了記載，這時只能指望自己沒忘了要錄音或錄影，因為有錄不知誰死誰手，沒錄只能死於病人之口。

老鄧
給個說法

因此根管治療的告知同意在可能狀況下的理想程序
為，先告知及說明可能的風險（包括斷針）及處理方式，
再讓病人回去考慮（如果有同意書，則可讓病人帶回），
願不願意承擔這些風險，如果願意（或者簽了這同意書）
再打來約診。記得，如果可以，最好是請病人自己打來約，
要不然也要隔個幾天，除非不得已最好不要當天作治療，
還記得有效告知方式中「四四如意」中的第二個四，也就
是「四緩則圓」，「分開緩」、「確認緩」、「自約緩」、
「就是緩」的第三個「自約緩」嗎？可以請病人自行約診，
不要幫他先約診好，以免日後病人可能會主張：「我聽不
懂解說啊，醫師叫我來治療，我就只好來啊！」而這時病
歷的主訴記載，便可記載病人主動約診及同意根管治療該
牙。

當然萬一真的不幸出現斷針時，絕對應該第一時間就
告知，沒有第二動作。自己告知病人絕對比別人告知病人
好，也許有時你當下會想，下次再試試看可否拿出，所以
當下先不要說，或者覺得可以考慮先觀察看看有沒症狀，
有的話再跟病人說。但請注意，往往事事難預料，說不定
病人回去牙痛，但你的診所約不到，或者病人出差到別的

地方，臨時找別家看，當別的醫師告訴他：「你是因為斷針所以牙痛。」這時，你就百口莫辨、萬劫不復，千金難買早知道。

如果你有告知、可以證明自己有告知（病歷有記載，或者病人有在記載處簽名），有給病人時間考慮後才進行處置，有依照醫療常規治療，萬一最後真的還是不幸發生斷針，此時才會被認為可能是風險，而非過失。

對於斷針另一個很重要的問題是，術前 X 光片（是指當你完全還沒開始碰該顆牙前），是釐清自己日後可能對該根管治療需付多少法律責任的依據，特別是不知是否有醫師已經治療過該牙時（萬一之前已有斷針），而所謂根管治療常規，病人常會擷取包括健保給付的治療給付指引或學會、公會出版的治療程序，來主張醫師沒有依照指引治療，這些法院雖然不見得會採信，但如果與該規範不符，自己必須花更多的時間向病人或法院解釋，因此仍須注意。另外是否有依照醫療常規，更是將來萬一發生斷針時，會被病人拿來認為自己是否有過失的參考標準之一，因此不可不慎。

04
風險處理要積極，應轉該轉多建議

案例

　　病人趙小妹是郝牙醫是從 5 歲看到 21 歲的病人，而趙媽媽更是看了快三十年的老病人，有天晚上診所結束門診前趙小妹因突然牙痛跑進來就診，郝醫師一看是右上第一大臼齒蛀到神經，想說他們全家都是老病人，只簡單跟他說：「現在要根管治療，不用怕！」就直接幫趙小妹根管治療，趙小妹離開前還笑嘻嘻的說：「謝謝郝醫師，現在都不會痛了。」

　　下次回診時郝醫師當然繼續根管治療這顆牙，心裡想著能夠幫老病人的小孩解決病痛，心中真的充滿著當醫師的使命與成就，突然，極輕微阻礙感傳入手中，瞬間把沉醉在滿足的心情喚醒，郝醫師心中一驚發現，根管治療 8 號的小挫針竟然短少了一小截，拿出一看好像斷了 2mm：「不會吧，難道真的發生了！」再照一張 X 光片，果然斷在近心根管根尖 1/3 處（也就是所謂的斷針），於是郝醫師先嘗試看看是否能拿得出斷針，結果一直沒成功，這時心裡想，到底要不要告訴病人，經過內心天人交戰掙扎，決定下次約診

時再好好跟趙小妹解釋及說明後續要如何處理。

回去兩天後，趙小妹突然覺得那顆牙很痛，衝來找郝醫師處理，但郝醫師想趙小妹今天臨時跑來，後面還有很多約診病人，實在沒有足夠時間詳細說明及處理，於是先開止痛藥給趙小妹，等下次約診時間充足，再好好說明及處理。

結果趙小妹回去後症狀不僅沒有改善，反而更加疼痛，實在忍不住，於是到住家附近「好鄰居牙科診所」求診，經甄醫師照 X 光檢查確認後，才知道疼痛的原因是郝醫師在根管治療過程中斷針所導致，但甄醫師跟趙小妹說因為根管銼針非常細小，他實在沒把握順利取出斷針，建議趙小妹考慮直接拔掉後，再進行植牙處理，趙小妹實在痛得受不了，為了徹底解決斷針造成的疼痛，於是同意在「好鄰居牙科診所」由甄醫師將該顆大臼齒拔除。趙小妹回去後越想越氣，因為她從小給郝醫師看到大，不僅斷針時沒第一時間告訴她，在她痛的時候還隨便處理，一點也不在意這件事，她決定要給郝醫師一個教訓，決定直接到地檢署提告郝醫師過失傷害罪。

做對三件事，不怕醫療糾紛

一、告知

《醫師法》、《醫療法》及《病人自主權利法》都有規定，「診治病人時，應向病人告知病情及醫療選項，而且病人有權知道預後情形、可能之不良反應及選項可能成效與風險預後。」

不管事前是否有詳盡告知或簽同意書，治療時病人若不幸發生斷針，誠實絕對是上策，第一時間應該告訴病人，要不然到時如果是由其他醫師口中告知病人，那絕對會把後續弄得更複雜。

萬一斷針不幸發生，並且也誠實的在第一時間跟病人說了之後，下一件重要的事就是告知病人目前牙齒的狀況及後續你會怎麼處理，並且要真正的確實積極處理。

如果真的無法自行處理，或病人症狀一直沒有改善，請務必建議或幫病人轉診，病人願不願意轉或者嫌轉診麻煩是一回事，你有告知並積極建議病人轉診是另一回事，請注意，是積極建議，因為有的病人雖然發生斷針，但並沒有任何不舒服症狀，會認為沒有接受轉診處理的必要，所以很重要一點，就是建議不能只有一次，每次就診都要再建議一次。

二、病歷

如果院所根管治療前並沒有簽同意書，但有告知根管治療風險

等告知事項。切記，請記得一定要將告知內容記載在病歷上，包括給病人的選項，病人同意的及拒絕的內容，通通都需要記載。

斷針當下及之後的每次約診，特別是關於病人疼痛或感染狀況，及院所後續如何積極處置或處理的情形，這兩方面的病歷記載更是絕對不能少，因為就算你在治療前已有告知斷針這個可能風險，而你根管治療也有依照醫療常規，但這不代表病人的後續處置你就可以輕忽，病人如果因為你的後續處理不積極而造成其他的傷害或感染，你還是有過失的可能性。

斷針後如果院所無法或沒把握處理，一定要建議轉診，而且是積極建議轉診，並且病歷一定要記載，特別當病人斷針後有可能因為沒什麼症狀，所以他一直沒去轉診治療，包括沒意願轉診，或者不願轉診。此時請一定要記住，病人每就診一次，就一定要強調轉診之必要及再建議一次轉診，最重要的是，每講一次，病歷就必須記載一次。

三、錄音

萬一你真的有講，但你的病歷又真的忘了記載，這時只能指望自己沒忘了要錄音或錄影，因為有錄不知誰死誰手，沒錄只能死於病人之口。

也許斷針那一瞬間，可能因確實遵守之前所提的告知流程，而被歸為風險，但斷了之後呢？就沒事了嗎？當然不是，後續的處置更重要，包括以下程序：

（1）「中止」

中止最重要的目的是為了誠實告知病人斷針這個事實，及討論後續治療計畫。切記，第一時間不告知或者想說等下一次再跟病人說明，萬一病人因疼痛或其他原因至別間診所就診，然後再由其他醫師告知這個殘酷事實，那絕對是核彈級的災難，本案就是一例。

（2）「處置」

包括繼續進行雙方溝通後的處置，或者病人因斷針所造成損害或傷害的處置，例如感染、疼痛等，此時必須有實際的處置行為，且務必在病歷記載此時的詳細病症發展及處理過程，甚至包括電話慰問之時間、次數、內容。例如發生在 2020 年 6 月 17 日，一則標題為「痛！根管治療銼針卡牙溝，牙醫師涉過失傷害遭起訴」的新聞，就是一個很好的例子，起訴書提到，「被告本應告知告訴人發生斷針狀況並給予適當之治療或轉診，然依被告提供之病歷

資料所示，被告本可知悉治療過程中有發生斷針，然其顯未注意斷針之發生，亦未向告訴人告知並提供適當治療或轉診，故被告之醫療處置有缺失。」

（3）「轉診」

醫療法規明確規定，對於自己沒有能力處理或治療時，必須依法轉診。當病人因斷針所產生後續症狀，醫師自己無法有效解決時，絕對不要忘了依法必須「轉診」，包括處理斷針或者感染疼痛等。而依法轉診時，有件事絕對不能少，就是病歷務必記載有建議病人轉診，及病人接不接受轉診建議。至於到底有沒有需要一定要填「轉診單」，其實「轉診單」僅是如果你有加入健保，健保法規上所規定的書面程序而已，但並非醫療法規所規定的必要證明文件，也就是說如果你是自費診所，轉診並不需要轉診單，僅需病歷記載及依法開立「轉診病歷摘要」給病人。再提醒一次，斷針後如果建議病人轉診，病人一直都沒去，一定要在每次回診都再建議一次，並且在病歷記載病人未接受轉診建議，並再度告知及建議病人轉診治療之必要。

當你已善盡告知責任，病人也同意，而你也依照醫療常規進行根管治療，萬一真的出現斷針，相信理性的病人可以接受後續的處置及結果。若真的遇到非理性的病人，這些有證據的告知或同意書就是保護自己最好的武器，但

絕不是有告知或簽同意書，病人就不會有疑慮或不會提告，而是當病人有疑慮時，你心才不會慌、不會無所適從，萬一病人真要提告，這些證據更是保護自己的武器。

總結
根管治療總複習，預防醫糾該做對的三件事

根管治療也算是牙科每天的日常，往往就是因為日常有時更容易輕忽，相對的也更給病人可以爭議的空間，透過前面四個案例，相信可以讓大家了解「根管治療」除了牙科專業部分當然重要外，相關法律部分的重要性更是要知道，老鄧常說，三件事沒做，也許這些病人不一定告的成，但卻是絕對會讓你煩的成。

一、告知

1. 告知是醫師的義務，法律上並沒有設定什麼身分可以免除告知，所以不管是親戚、朋友、老病人或者老病人的小孩，這些身分都與需不需要告知無關，因為依法一律都是需要告知，絕對不要自動省略告知步驟與內容，因為他們只有一個相同的身分，就是「病人」。

2. 告知有很重要的一點，就是講的內容東西要病人聽得懂，而不是只負責把你知道的講給病人聽，因此當牙醫師說出「根管治療」這四個字時，千萬不要以為大家都知道是什麼意思。

3. 對於給病人建議的治療選項，依序是：

  （1）如果已蛀到神經無法填補，則要給病人選擇願不願意根管治療。

  （2）如果還沒蛀到神經但很靠近，則告知病人補後的可能結果，由病人選擇填補或直接接受根管治療。

  （3）如果病人不願補也不願根管，就只能維持現狀，開藥給病人，請他考慮後決定要如何處置，再行約診。

4. 「根管治療」算是侵入性治療，但因「根管治療」不是主管機關「規定」的侵入性治療，因此依法不需填寫同意書。

5. 斷針對於根管治療過程而言，是可預見但是無法百分百迴避，所以應是風險，不是過失，但這有前提，也就是必須在根管治療前，不管是透過同意書或口頭告知，必須讓病人先了解根管治療過程中，依照醫療常規治療時，有時會出現斷針及其他可能這個風險，萬一真的不小心發生，它可以解決及處理的方式有哪些。

6. 當告知完後，接著當然就是給病人選項，其中一項就是讓病人選擇願不願意由你來幫他進行根管治療。

7. 當治療病人時不幸發生斷針，誠實絕對是上策，第一時間

就應該告訴病人，要不然到時如果是由其他醫師之口告知病人，那絕對會把後續弄得更複雜。

8. 如果真的無法自行處理，或病人症狀一直沒有改善，請務必建議或幫病人轉診，病人願不願意轉或者嫌轉診麻煩是一回事，你有告知並積極建議病人轉診是另一回事。請注意，是「積極建議」，因為有的病人雖然發生斷針，但並沒有任何不舒服症狀，會認為沒有接受轉診處理的必要，所以很重要的一點，就是建議不能只有一次，每次就診都要再建議一次。

9. 最後如果順利完成根管治療，請記得最好要建議病人需要做牙冠保護，「告知是醫師的義務，決定是病人的權利」，醫師的告知前提不是建立在病人可能會做才需要說，而是你有義務要說，而做不做是病人的權利，兩者不該混為一談。

二、病歷

1. 記得「法律上病歷」嗎？特別是《醫師法》第 12 條中的「其他應記載事項」四大要項，「inform」、「mistake」、「yes」、「no」，尤其病人同意或者病人拒絕時。

2. 「yes」，當你建議病人的選項，最後病人決定選擇根管治療或填補時，絕不是聽到病人說後，就開始動作，因為還有一件更重要的事，就是一定、絕對不要忘記，病歷要記載病人的決定及內容（如果真的不放心，還可要求在病

歷或者同意書簽名）。

3. 「no」，當你提供病人建議或選項，既然病人有選一項，那一定就是拒絕了另一（幾）項。被病人拒絕時，千萬要記得，不要當病人說不或者拒絕你時，你就埋頭只做他選擇的處置，而是病歷一定要記載，病人所拒絕你建議的選項。

4. 斷針當下及之後的每次約診，特別是關於病人疼痛或感染狀況的記載，及院所如何積極處置或處理的過程，更是絕對不能少。

5. 斷針後如果院所無法或沒把握處理，一定要建議轉診，並且病歷一定要記載，特別是如果病人後續就診，發現他一直沒轉診就醫，包括沒意願轉診，或者不願轉診，此時請一定要記住，病人每就診一次，就一定要強調轉診之必要及再建議一次轉診，最重要的是，每講一次，病歷就須記載一次。

6. 當根管治療完成，你也有建議病人做牙冠，請記得記載在病歷上，如果病人當下就有表示拒絕，也請你一定要記載，以免日後徒增困擾。

三、錄音

如果你真的有講，但萬一你的病歷又真的忘了記載，這時只能指望自己沒忘了要錄音或錄影，因為有錄不知誰死誰手，沒錄只能死於病人之口。

1. 對於根管治療，老鄧真心建議，除非你很確定就是這顆牙引起，也確定病人了解你說的，更確定病人真的願意及同意接受根管治療，否則真的不要隨便或者匆匆忙忙病人第一次就診時，就幫病人進行根管治療。

2. 當病人自己並沒有感覺到有症狀或任何不舒服，只是因為你看到有顆牙蛀很深或根尖有 leison，就依照你的直覺認為這顆牙就是需要根管治療，請注意，這也是最容易引起醫療糾紛的狀況之一，這時你該做的是確實告知病人可能的狀況，然後讓病人先回去考慮看看是否想要治療，除非真的、真的、真的很不得已，當下如果不幫病人緊急處理，就無法解決他的急性症狀，否則誠心建議，最好盡可能不要當次就進行根管治療，或許可以考慮先透過開藥給病人，緩解可能的症狀，因為還是老話，告知是你的義務，決定是病人的權利，讓病人有時間自己決定，才是王道。

3. 除非你實在有十足、充分、絕對的把握，根管治療的那顆牙，不可能感染發炎，否則老鄧真心再建議，不要只開止痛藥給病人。

4. 「老病人」不一定會等於「好病人」，「好病人的小孩」

也不一定會等於「好小孩」。

5. 依法就是不需填同意書，但你想給病人填當然也可以，反而院所到底有沒有確實告知，及告知事項有沒有記載更重要。

6. 根管治療的告知同意理想程序，首先是先告知及並說明可能風險（包括斷針）及後續可能處理方式，再讓病人回去考慮（如果有同意書，則可讓病人帶回），願不願意承擔這些根管風險，如果願意（或者簽了同意書）再打電話來約診。

7. 斷針另一個很重要的問題是，術前 X 光片（是指當你完全還沒開始碰該顆牙前）是釐清自己日後可能對該根管治療，需負多少法律責任的依據，特別是不知是否有前手醫師已經治療該牙時（萬一之前已有斷針）。

8. 依法轉診時，有件事絕對不能少，就是病歷務必記載有建議病人轉診，及病人接不接受轉診建議。

9. 再提醒一次，如果建議病人轉診，病人一直都沒去，一定要在每次回診都再建議一次，並且在病歷記載病人未接受轉診建議，並再度告知及建議病人轉診治療之必要。

10. 請記住，告知是你的義務，決定是病人的權利。

Chapter

3

牙周病科
Periodontics (perio)

01
洗牙到底包不包括檢查蛀牙

 案例

　　病人花小姐，因為二個星期後公司要派她到美國出差三個月，想說最近感覺刷完牙後都會流血，而且左下智齒部位一直覺得怪怪的，於是決定趕快先到公司附近的「好習慣牙醫診所」檢查看看，以免在美國牙痛。但因為沒事先預約，診所助理跟她說今天預約的病人很滿，現場等可能要等一下子，等多久不確定，醫師有空檔才能幫她看，果然她等了快一小時，才終於輪到她，診所由郝醫師負責幫花小姐看診，郝醫師聽完花小姐的主訴後，告訴花小姐：「因為今天預約病人很多，只能幫你先洗洗牙。」花小姐想說還有一個多星期才出國，應該還有時間可以再來，但洗牙完後郝醫師什麼都沒說，就結束了這次的處置。

　　結果人算不如天算，花小姐提早被公司派出國，沒法再去複診，更慘的是，到去美國不到一星期，不幸的事真的發生，左下後牙痛得要死，吃止痛藥也沒效，只好去看牙醫，牙醫師告訴他，痛是因為左下第三大白齒蛀得很嚴重，建議要拔掉才能改善疼痛，另外右

下的三顆牙橋也有蛀牙，應該考慮重做，要不然可能也會造成疼痛，最後花小姐為了解決疼痛的問題，花了快新臺幣 4 萬元選擇先拔掉痛的那顆智齒。

　　三個月後回國，花小姐當然立刻就去找郝醫師理論，為何她上次來就診就有說要檢查蛀牙，結果只幫她洗牙，而且洗牙完後沒告訴她左下智齒有蛀牙需處理，也沒告訴她右下假牙有蛀牙需重做，害她在美國多花了 4 萬元，而且她有查了健保規定，健保有給付做年度初診 X 光檢查及環口全景 X 光初診檢查，「你都沒幫我做，而且洗牙時也沒跟我說有蛀牙，害我得花錢在美國處理，這筆費用你要負責賠我。」郝醫師則不以為然的說：「根據你上次病歷記載的主訴是要求洗牙，又不是要求檢查蛀牙，而且上次你是臨時來的，哪來的時間詳細檢查，加上是你之後自己沒有再約診，怎麼能怪我。另外，洗牙就是只有清洗牙結石，本來就不包括檢查蛀牙。」這時花小姐聽了更火，「今天你不賠償我本來不該花的 4 萬元費用，明天就法院見，我要告你醫療疏失！」

做對三件事，不怕醫療糾紛

一、告知

《醫師法》、《醫療法》及《病人自主權利法》都有規定，「診治病人時，應向病人告知病情及醫療選項，而且病人有權知道預後情形、可能之不良反應及選項的可能成效與風險預後。」

依法告知是應該的，但問題來了，洗牙這個處置到底需不需告知有沒蛀牙？換句話說，洗牙這個處置到底包不包括檢查蛀牙？因為如果有包括，牙醫師便需有同時檢查蛀牙的義務，然後才有告知蛀牙的義務。反之，如果洗牙沒包括檢查蛀牙的義務，當然就沒有告知病人有蛀牙的義務。

如果只以健保支付標準表來說，洗牙就只是單純洗牙，雖然還包括洗牙時需有 OHI，但還是沒有明白指出幫病人檢查蛀牙也算其中一部分。也就是說，洗牙似乎只包括牙結石清除，並沒有特地規定是否一定有包括檢查蛀牙，也因此很容易造成類似這個案例的問題。雖然沒有明確定義洗牙是否要包括檢查蛀牙，但從洗牙這個處置的實質過程來看，牙齒經過超音波震動去除牙菌斑或牙結石後，理論上對於牙齒上顯而易見的表面蛀牙，牙醫師應該是有機會看到，除非某些特別狀況，例如因口腔衛生不佳或者牙齦嚴重發炎，在洗完牙後病人可能滿口是血，這時當然就不易辨識，或者有些鄰接面牙縫的蛀牙，因為可能需要藉由 X 光的拍攝後，才會比較容易

發現。因此老鄧認為，對於進行洗牙這個處置，如果洗牙過程有發現顯而易見，也就是目視明顯可見的蛀牙，牙醫師應該有告知的義務，但如果該次處置沒有拍攝 X 光，基本上就無法透過目視直接看到不易發現的鄰接面蛀牙，牙醫師無法發現，當然就無義務，更無法告知病人。

病人提到健保有給付做年度初診 X 光檢查及環口全景 X 光初診檢查，但郝醫師沒有幫她做這項，所以才沒發現及告知她有蛀牙，覺得郝醫師有疏失。這是很多病人發生牙科醫療爭議時都會主張的一項。沒錯，健保是有給付這兩項，但健保並沒有規定每個病人一定要做，或者是第一次初診就得要做，而且在支付標準表裡面也特別有提到，醫師得於主訴處理完後，再選擇適當時機執行，這句話有兩個重點，第一個是「得」不是「應」，也就是沒規定一定要，由牙醫師臨床衡量決定，第二個重點是，如果要做也是在病人的主訴處置完後，找適當時間做，因此這個案例，郝醫師在病人第一初診沒有做，是符合規定的。

二、病歷

《醫師法》規定病歷要寫「主訴」（chief complaints），是《醫師法》2002 年修法後才新增的項目，因此 2002 年後的病歷依法皆須記載主訴。之前桃園有個植牙案例，病人主張牙醫師處置與其主要訴求處置不同，但因牙醫師病歷只記載 24 ext.（拔牙），根本無法證明自己到底是否依病人主訴處置，但最後還好病人就診期間為

2002 年之前，那時《醫師法》還未修法規定需寫主訴，牙醫師因此逃過一劫。

「主訴」是病人當次就診的主要問題（chief problems）或原因（chief concerns），雖然《醫師法》明文規定需記載，但以往容易被醫師所忽略而未記載於病歷之中，直至健保局規定病歷須載明「主訴」，否則會追溯不予給付該項目處置費用，才勾起大家的回憶與回應，而漸漸記得須記錄此項，畢竟沒人會跟錢過不去啊！

主訴是證明醫師自己的處置有依照病人所陳述及要求（當然前提是你的主訴是正確的）的最佳證據，牙醫師大多習慣用英文來記載主訴，老鄧誠心建議，如果你的英文不是很好，不要勉強，法律沒有規定病歷一定要用英文書寫，特別是在主訴這塊。因為這是病人自己主觀的感覺及描述，請盡量以病人自己的陳述及語彙來記錄，避免使用醫學專門術語或診斷用詞。如果沒有十足十的英文程度把握，或許可以考慮用中文來記載病人的主訴，才會更準確與傳神。當病人認為你的處置與他的要求不同時，主訴可是證明自己處理的過程是依照病人所陳述及要求（當然前提是你的主訴是正確的）的證據，此時準確及正確的主訴記載，就是保護自己最好的武器。

患者「主訴」之病情，會影響醫師對於危險說明義務之範圍，最高法院認為，法條就醫師之危險說明義務，並未具體化其內容，更無可能漫無邊際或毫無限制的要求醫師負一切危險說明義務，因此法院認為患者「主訴」病情，構成醫師為正確醫療行為之一環，

唯有在患者充分「主訴」病情之情況下，始能合理期待醫師為危險
說明。

「主訴≠主處置」，基本上病人該次主訴，理應當下盡量馬上
處理，但有時可能是因為當下時間不夠的關係，或者是為了要讓病
人有足夠時間考慮醫師所建議的處置方式，病人主訴的問題便可能
會留待下次再處置，因此當次療程可能先處置其他非主訴項目，此
時該次主處置便非該次主訴的處置。但有一點須非常注意，一定要
注意，千萬要注意，就是「要把你為何沒先做病人主訴所要求之處
置的原因，載明在病歷上」，否則日後病人再來質問，你大概也不
記得當初是原因為何，結果當然一定有理說不清，切記，切記。

三、錄音

萬一你真的有講，但你的病歷又真的忘了記載，這時只能指望
自己沒忘了要錄（影）音，還記得「能得同意是最好，只錄彼此沒
煩惱，錄音隱私爭議少，醫病關係是王道」，因為有錄不知誰死誰
手，沒錄只能死於病人之口。

老鄧
給個說法

以本次案例為例，原醫師的病歷主訴記載為「病人要求洗牙」，但病人堅持是要求檢查牙齒，但牙醫師卻只幫他洗牙，此時真相為何？無人可知，無人可證明，只好各說各話。除非當初病人有錄音或其他證人可為證明，否則真的會陷入羅生門中，就是因為病人提不出任何證據（口說無憑），但牙醫師在當初病歷上主訴記載為「病人要求洗牙」，這時如在訴訟中，法官會認為牙醫師記載病歷時，並不會預知將來會有糾紛而故意造假病歷，因而相信這份病歷為真，所以此時病歷的證明力更遠大於病人的口說無憑，當然在訴訟中就會讓牙醫師勝訴機會遠大於病人，此時就是牙醫師說了算（其實是病歷說了算）。

雖然常有醫師說病歷書寫根本就是文字獄，只要沒寫往往就會被認為是醫師沒做、沒說，但有時這些文字就有可能救了你。法院對於病歷只要是連續記載，加上覺得醫師不可能預知將來會有醫療糾紛，而提早做假病歷記載，因此通常都會相信病歷的真實性，但別忘了，要「法院相信」那就表示你已經被病人告了，但沒「法院認證」（也就是還沒被告），病人通常還是會懷疑跟質疑你病歷上的記載，那還有什麼方式可以讓病人願意相信呢？當然就是更詳盡的病歷記載啊！ 例如為了避免出現類似本案例的

爭議，病人來就診或許真的本來想要做檢查蛀牙的處置，但因為沒預約或者時間真的不夠，你只能幫她做洗牙這件事，如果想做的完整不落病人口實，最好的方式就是告知病人：「今天因為時間的關係，只能幫你做洗牙處置，如果需要進一步檢查（例如健保所可做的初診診察）必須另行約診。」當然這些內容絕對、必須於病歷詳載，此時如果病人不願意再約診或者約了不來，此時風險責任便轉移至病人，因為你不是不做或者故意不想做，而只是因時間關係，必須另外請病人再預約其他時間來做。

千萬不要認為老鄧誇大，故意把主訴這件事講的好像很複雜或者很嚴重，真的就有好幾個實際案例就是以牙醫師第一次只洗牙，沒積極幫病人做主訴的處置而被病人告過失傷害，還好最後是因為病歷有記載建議病人應該要繼續來做其他處置而不起訴，因此別小看這個主訴及對於主訴處置的記載、第一次真的沒時間做的基本檢查或處置，一定要把原因記載在病歷上，另次約診及後續計畫處置的記載，更是絕對別忘了。

花小姐還提到另一個重點，認為郝醫師在洗完牙後，竟沒告知他假牙有蛀牙，這讓老鄧想到另一個實際案例，有位中部某醫師的老病人，六年來都會定期約診來洗牙，有次因為要約的時間約不到，於是先到其他診所洗牙，

沒想到那家診所告訴她：「你口腔內的五顆假牙都蛀掉了，可能需要拔掉植牙，費用大約 50 萬左右。」那病人一聽立刻衝回原診所找醫師理論，大聲咆哮的說：「我給你洗牙洗了六年，你從來沒有跟我說我的假牙有蛀牙，害我一直以為我的牙齒很好，結果今天被其他醫師檢查出來，我的假牙裡面都蛀爛掉了，得拔掉植牙，這費用你得負責！」，那位牙醫師當然回說：「我都有跟你講假牙有蛀牙需要重整理，是你聽了都沒反應或者只回答『再看看』。」「你騙人，你哪有說過！」病人大吼著，那位牙醫師說：「我三年前那次的病歷就有記載，你不相信，我可以現在影印給你，就可以證明我到底有沒有說過。」

這就是個「洗完牙後目視可見的蛀牙，需不需要告知病人」的活生生案例，請記住，特別是定期會來洗牙的病人，你有沒有看到蛀牙是一回事，看到蛀牙有沒有跟病人說是一回事，說了病歷有沒有寫是一回事，這幾回事都很重要，絕對不要不當一回事，更絕對不要先入為主認為「就算我跟病人說了假牙有蛀牙，他也不會要重做」。別忘了，告知是你的義務，決定是病人的權利。不知道大家有沒有想過，上面這個案例中，如果醫師沒在當初病歷上有記載，相信這絕對會造成醫糾處理上很大的困擾，因為你很難拿得出證據證明自己有講過。因此，沒事就乖乖記載病歷，不要給自己找大麻煩。

02
洗牙前沒告知會酸

📋 案例

　　病人花小姐，因為最近感覺刷完牙後都會流血，這情況持續了快一個月，於是決定到公司附近的「好習慣牙醫診所」先檢查看看。掛完號，由郝醫師負責幫花小姐看診，郝醫師聽完主訴並拍攝 X 光檢查後，告訴花小姐牙齦流血的最主要原因是牙周清潔狀況不佳，導致牙菌斑堆積造成牙結石嚴重沉積，因此產生急性齒齦炎的現象，但還好有早點就診，否則很可能變成嚴重牙周病。郝醫師又再詢問花小姐上次洗牙是什麼時候，花小姐說應該有快三年了，郝醫師回覆：「如果可以最好是半年要洗一次牙，那今天我就先幫你洗牙，一星期後再回診，觀察看看牙齦發炎狀況是否有改善。」花小姐想說也許真的是沒定期洗牙的緣故，於是同意郝醫師的建議。

　　洗完牙後，花小姐晚上買了一杯正常冰、半糖的珍珠奶茶，正享受大口喝下時，沒想到瞬間不是快感，而是酸感，所有牙齒如針鑽似的，根本不用等到三天，隔天一早花小姐就衝到診所找郝醫師告訴他這狀況，沒想到郝醫師不疾不徐地說：「本來很久沒洗牙就

有可能洗完會酸啊，過幾天應該就會比較好了，別擔心。」沒想到，過幾天後不但沒好反而更慘，花小姐本來是喝冷熱才會敏感，結果現在是連不吃東西牙齒都會酸軟無力，於是又再衝回去找郝醫師，滿臉怒氣的對著郝醫師說：「哪來的過幾天會更好，現在是酸到完全連呼吸就會酸，根本無法吃東西！」此時郝醫師臉也露不耐地說接著說：「那是因為你的牙結石太厚，洗完牙後牙根露出所以才會這麼敏感，一般人根本不會有妳這情況。」此時花小姐更火了，大聲咆哮說：「如果你早告訴我洗完會這樣，我就絕對不會洗的，本來只是牙齦流血，結果洗完後連吃東西都不能吃，我要你賠償我這幾天痛苦的損失！」郝醫師這時火也上來了：「如果每個人都像你這樣，自己口腔沒有好好照顧還怪別人，那誰還敢幫病人洗牙？」花小姐更暴怒的說：「好，如果你不賠償我，再來我每天都來診所坐著等，等到牙齒不酸了，等到你願意賠償我。」結果再來花小姐真的每天都來診所坐，而且是默默的坐著，兩眼直瞪櫃檯，診所受不了叫警察，但警察說病人又沒吵鬧，愛莫能助，診所再詢問律師，律師說：「不用擔心，她告不成，更不用賠償她。」但……，花小姐還是每天都來坐在診所一整天，診所更困擾了，那到底要怎麼辦？

做對三件事，不怕醫療糾紛

一、告知

《醫師法》、《醫療法》及《病人自主權利法》都有規定，「診治病人時，應向病人告知病情及醫療選項，而且病人有權知道預後情形、可能之不良反應及選項之可能成效與風險預後。」

對於洗牙，因為實在太日常、也太平常，幾乎是每個病人來就診都會做的處置，也是醫師每天至少會做好幾次，甚至十幾次的處置，因此牙醫師真的都不太習慣告知病人洗完牙的預後，也就是洗完牙可能會酸軟敏感的症狀，本來洗完後的牙齒敏感或多或少每個人都會有，但隔太久才洗或者牙周不太好的病人，洗完後出現較嚴重敏感現象的比例會比較高。但不管比例高低，法律就偏偏有規定，牙醫師照理說應該告知處置的預後，「洗完後可能會有酸軟敏感的現象」這件事，但真的很少看到牙醫師有這事先告知的習慣。

面對牙結石累積很厚、很久沒洗牙或者牙周狀況很不好的病人，其實洗牙前不僅該告知洗完可能會酸，甚至會很酸這件事，依法還應該告知病人處置的選項，也就是「洗完牙後可能會酸，你可以考慮一下要不要接受洗牙這個處置」。

二、病歷

《醫師法》第 12 條第 2 項第 6 款是「其他應記載事項」，而

老鄧一直強調所謂「法律上病歷」的記載重點就在這「其他應記載事項」，包括了「inform」、「mistake」、「yes」、「no」這四大要項。

（1）inform

就是把你有告知病人的，你認為的或者你建議的內容記載在病歷中，以本例來說，你告知病人你認為病人的牙周狀況、建議該如何處置及可以處置的選項，例如洗、不洗等，這些都該記載在病歷上。

（2）mistake

當你即將進行的處置，可能會出現的預後或風險，或者你已進行的處置，但病人似乎覺得不滿意或者認為你沒做好，這時你的處置過程或內容絕對是記載的重點，因為有記載，至少表示你有注意，因為有記載，甚至表示你有積極處理。例如不洗可能會有怎樣的結果，或者洗了以後有機會出現的狀況，甚至洗完之後病人覺得不舒服時你處理的方式及說明，這些更要記載，因為病人心中開始有一絲絲懷疑你的處置或者結果有問題時，通常就是醫糾的起點，所以這時候的病歷記載更重要。

（3）yes

就是在病歷上記載病人同意你所建議的治療、處置或者用藥

等。例如病人同意你建議的洗牙處置選項，或者同意其他選項，這些記載就是證明病人自己選擇及同意最好的證明，但別忘記，除了記載病人同意，還要記載病人同意的內容。

（4）no

　　這是四項重點中的重點，因為此時病人拒絕牙醫師建議的項目或者處置，往往就是日後造成醫糾的種子，因此當下記載病人拒絕你告知的建議或者選項，絕對是超級無敵重要，例如病人怕洗完可能會敏感或酸痛而不願洗牙，但如果日後真的因為沒洗牙造成牙周更糟，甚至變成需要被拔牙時，有些病人會反咬說牙醫師沒跟他講要洗，才害他的牙齒變成這樣，要是這時病歷沒記載病人當初自己拒絕洗牙的內容時，大多數牙醫師能拿得出的證據，大概又只能說「自己真的有講，是病人自己不要洗」的空口白話。也許牙醫師講的是真的，但沒有證據來證明你的話，才是真的問題。因此雖然多寫這些內容，健保不會多給付，雖然沒寫這些應記載內容，還是符合醫療法規上病歷記載的規範，但多花幾分鐘多寫幾個字、幾句話，卻是能讓自己在醫糾及訴訟上，省掉好幾十倍麻煩及時間的好習慣。

三、錄音

　　萬一你真的有講，但你的病歷又真的忘了記載，這時只能指望自己沒忘了要錄（影）音，還記得「能得同意是最好，只錄彼此沒

煩惱，錄音隱私爭議少，醫病關係是王道」，因為有錄不知誰死誰
手，沒錄只能死於病人之口。

因為實在太日常、也太平常，對於牙醫師而言，只要
幾乎是每個病人都可能會做的處置，甚至是每天至少會做
好幾次或者十幾次的處置，例如洗牙、補蛀牙或者簡單性
拔牙，牙醫師真的都會忘記還有「告知」這件事。特別是
告知病人處置的預後或者預後的處置，例如洗完牙可能會
酸、補完牙可能會痛，拔完牙可能會感染，及萬一真的酸、
痛、感染，可能的處理方式，牙醫師常會因為這類處置量
多而忘記這習慣，但這些地方往往就容易產生醫糾，也許
不見得會出大紕漏，但絕對可以耗掉牙醫師的歲月，所以
真的提醒大家，不要因為這處置簡單而覺得不需告知；不
要因為這些處置很頻繁而覺得不必告知；不要因為這處置
健保給付低而覺得不用告知，因為法律規定你就是要告
知，千萬不要被告才知道要告知。

對於洗牙前需特別注意的狀況，老鄧的建議是從沒洗
過牙的病人、很少洗牙的病人、牙結石很厚的病人、對於
酸很敏感的病人（有時洗下去的第一時間就可以感覺到）、

牙齒搖動很厲害的病人、有感染但自己沒感覺的病人，在洗牙前，最好告知洗牙完後可能的狀況，要不然洗牙這種簡單、健保給付不高的處置，若是產生麻煩，可一點也不簡單，有時得花好幾十倍的時間跟金錢來解決。

有人會說這個案例病人一定告不成，所以不用搭理，老鄧也這麼認為，病人真要告可能告不成，只不過怎麼證明病人告不成？當然是病人已經告，你也被告，最後檢察官不起訴，或者歷經民、刑事法院一、二審，甚至三審定讞後，才知道病人告不成。而且老鄧更認為就算病人告不成，絕對不等於不用理病人，因為病人告不成，不代表病人不會去告；病人告不成，也不代表病人不會硬凹到底。但萬一被告或產生糾紛，只要牙醫師的日常病歷真的有記載了上述內容，就能有助自己盡快脫身、脫困、脫離，而且這也才真正是面對醫糾的重點。

這個案例，牙醫師最後花了寫病歷數十倍的時間及健保給付數十倍的金錢消災解厄。

他山之石──訴訟案件分享

不洗不酸，洗了超酸，還洗壞牙，千錯萬錯，就洗牙錯

參考資料

原判決內容可以參考，臺灣臺中地方法院民事判決 106 年度醫字第 21 號及臺灣高等法院臺中分院民事判決 109 年度醫上易字第 1 號。

病人主張

牙醫師竟未經病人同意，明知病人並無牙周病或牙結石，而擅作主張以洗牙名義，故意在病人左上第 1 至 4 顆、右上第 1、3、6 顆及左下第 2 至 5 顆、右下第 4、7 顆等 13 顆牙齒之牙根部橫切大約 0.2 至 0.3 公分細紋深溝，寬度橫跨整顆牙齒，造成牙齒變成怕酸、怕冰的敏感型牙齒，導致牙齒需支出作陶瓷嵌體及陶瓷貼片費用共 36 萬元、精神痛苦之非財產損害 129 萬元。

醫師說法

病人至診所進行診療，僅有寥寥數次，依據 2014 年 1 月 9 日病歷紀錄，主訴：「bleeding when brushing（刷牙時流血）」，該次看診有為病人洗牙，）記載：「Scaling of Full Mouth」（全口洗牙）；2015 年 2 月 27 日病歷紀錄，主訴：「UL（上半左口）

bleeding when brushing」，有為病人進行左上區域局部洗牙，記載：
「UL Scaling of local area」（左上區域局部洗牙）；至於 2014 年 3
月 12 日、2015 年 5 月 8 日該二次看診，均未幫病人洗牙。再者，
於 2014 年 1 月 9 日初診時，便進行刷牙及使用牙線教育：「treatment
（醫師處置）：FM（全口）brushing and flossing technic education（刷
牙及使用牙線教育）」，且該日病人即主訴：「uncomfortable or
sensitive when eating or drinking.（吃喝東西時感覺不舒服或敏感）」
等語，顯然病人長期使用牙刷方式不當，致產生牙齒有深溝細紋，
與洗牙行為無關。

法院看法

1. 病人有牙周病的診斷符合醫療常規

a. 在去這家診所前，2006 年、2009 年間在別家牙醫診所就診
的病歷就顯示病人牙齒有牙齦炎、牙結石及全口牙周病，以
及有牙齒磨耗、吃東西會酸等現象。

b. 現在這處診所的就診病歷紀錄也有記載，病人在 2014 年 1
月 9 日就診時主訴「bleeding when brushing（刷牙時流血）」、
2014 年 3 月 12 日就診時主訴「36、37（左下第 6 顆、第 7
顆牙）bleeding when brushing，tooth mobility（牙齒搖動），
pain（疼痛），gum swelling（牙齦腫脹）」、於 2015 年
2 月 27 日就診時主訴：「UL（上半左口）bleeding when
brushing」、於 2015 年 5 月 8 日就診時則主訴「26、27（左

上第 6 顆、第 7 顆牙）bleeding when brushing, tooth mobility
（牙齒搖動），pain（疼痛），gum swelling（牙齦腫脹）」
等，牙醫師依照病人之主訴及臨床觀察，判斷患有牙周病
（periodontitis），參照病人在其他家牙醫診所就診之病歷所
載，牙醫師的臨床判斷沒有違反醫療常規。

2. 溝紋非洗牙造成

依鑑定報告可知，病人人主張其上開牙齒之深溝細紋，應係其
口腔清潔方式與所選用的牙膏所造成，並非醫源性原因造成，也就
是與醫療行為無關。

3. 病人敗訴定讞

老鄧的看法

看完這個判決，一定超多牙醫師覺得很納悶，老鄧是沒判決可
以引嗎？找了一個用膝蓋想也知道這病人一定敗訴的例子。怎麼可
能洗牙洗出溝紋？你沒看錯，這個判決病人主張的理由不合醫療常
理，但老鄧既然舉這個例子，當然就一定有原因。

因為很不合常理，所以很多律師會跟說你告不成，加上你自己
用牙醫師專業的角度，更覺得病人是來亂的嗎？這樣也能告？沒
錯，這就是老鄧透過這判決想說的，不管告的成告不成，只要病人
提告，依法你就得奉陪到底，再來，就算告不成，也是得等病人告

完所有法律流程，才算真正知道病人告不成，最後不管再瞎的理
由，只要病人敢提告，你的所有醫療處置流程，不管是專業面或法
律面，通通要面對司法嚴格的檢驗，只要有點閃失，結果說不定就
會非常懊惱。這也就是為何老鄧一直苦口婆心奉勸還在執業的每位
牙醫師，只要依法該說的話、依法該做的事及依法該寫的病歷，絕
對不要輕忽及賭運氣，因為萬一你就碰到病人提告，而且萬一你也
剛好沒說、沒做及沒寫，那就不是病人傻，而是你傻了。

　　雖然提告理由誇張，但法官還是得依法一一檢視牙醫師對於
洗牙過程，是否有違反法律規定或醫療常規。第一個被檢視的重
點就是病人到底有沒有牙周病？因為病人說他沒有，但牙醫師可
能為了申報洗牙，所以說他有牙周病，還記得「法律上病歷」三
要素嗎？「為什麼」、「給選項」、「提證明」，其中第一個要
素「為什麼」，就包括你為什麼下這樣的診斷，而第三個要素「提
證明」就是你要拿得出下這診斷的證明。而在本案中法官是如何
相信牙醫師病歷所下的牙周診斷呢？首先是，被告的這家診所病
歷主訴部分一直重複出現 bleeding when brushing，tooth mobility
（牙齒搖動），pain（疼痛），gum swelling（牙齦腫脹），另外
病人更早之前去的診所，病歷診斷也是記載 gingivitis（牙齦炎）、
calculus（牙結石）及 periodontitis（牙周病），最後法官綜合兩家
診所病歷，相信牙醫師所做的臨床判斷沒有違反醫療常規，但還
是沒有說病人到底有沒有牙周病這個問題，反正就是牙周沒有很

好這點是對的。後來在補充鑑定報告則有提到這點「牙周病包括牙齦炎與牙周炎，但此案洗牙使用牙周病的診斷，若從病歷 X 光判斷應屬牙齦炎而非牙周炎」，也就是說鑑定報告認為病人有牙齦炎，並非牙周病。

其實，牙周病與牙齦炎牙醫師當然分的出來，但為何大多數只要是申報洗牙的病歷，診斷都經常出現牙周病，最主要的原因當然就是大多數診所在申報健保洗牙時，都直接用電腦軟體廠商預設的洗牙診斷代碼，也就是牙周病（523.5 或者 K05.4），很少牙醫師會根據病人的實際狀況更改代碼，例如慢性齒齦炎（523.1 或者 K05.10）或者急性齒齦炎（523.0 或者 K05.00），而這偷懶的結果，特別是在現在病人用健保 app，隨時可以查到你所申報的內容，如果一查，發現他明明覺得自己沒牙周病，但卻被你申報為牙周病，便容易引起不必要的醫療糾紛，所以真的不要輕忽。其實不知道有沒有人發現，這位牙醫師對於這病人的某幾次主訴，內容及用語似乎都是一樣，老鄧猜想這應該又是一個電腦設定的模板，真心呼籲，不要再習慣用電腦設定的模板，請依照病人實際主訴記載，要不然萬一遇到這一類提告，吃大虧可能就是你。

一個簡單洗牙，如果乖乖記載實際主訴；如果確實記載為什麼下這診斷；如果習慣先告知可能會酸，而且病歷也記載；如果診斷代碼照實際症狀輸入，不要一律都打牙周病，這些「如果」加起來應該不用五分鐘，但如果你願意這樣做，也許你就可能不用像這位

醫師一樣，花了快五年的生命，在打這你認為很困擾或者很無聊的官司，而且一不小心說不定還會輸，那就真的更令人懊惱不已了。所以多說幾句話、多做幾件事，多寫幾個字到底值不值得？沒遇到，也許不值得，還覺得浪費時間，但真的遇到，才會發現，五分鐘換五年，怎麼算都划得來。

03
牙周統合照顧計畫

 案例

　　病人花小姐，因為最近感覺有些牙齒刷完牙後都會流血，牙肉也一直紅紅腫腫，特別是上下前牙部分，於是決定先到公司附近的「好習慣牙醫診所」檢查看看，診所是由郝醫師負責幫花小姐看診，郝醫師聽完主訴並拍攝 X 光及牙周檢查後，告訴花小姐牙齦流血的最主要原因是有些牙齒因牙周清潔狀況不佳，需要清理牙結石，第一次洗完牙後，下次就診時郝醫師拿了一份什麼也沒解釋的同意書給她簽，要她繼續每週來處理牙周問題。

　　不料每週的「清理結石」，花小姐竟然一做就做了快兩個月之久，其中有四次是分四區以麻藥、刮刀清理結石，整個過程讓她感覺非常「刺骨」疼痛，而本來只是會流血並無任何疼痛或搖動且功能完全正常的牙齒，二個月做完後，竟然發生嚴重搖動，除了吐司內部柔軟部分以外，幾乎都無法吃任何東西，最慘的是上下前牙治療完後牙齦竟然嚴重萎縮，每顆牙之間的縫隙超大，有夠醜，害她上班都不敢見人，於是花小姐就衝到診所找郝醫師告訴他這狀況，

沒想到郝醫師不疾不徐地說：「本來很久沒洗牙的牙齒，洗完牙或做完齒齦下刮除就有可能會酸，但經過兩個月治療後你的牙周囊袋真的有改善，表示我的治療很成功，但因為牙周狀況實在很不理想，後續可能還需再做牙周骨膜翻瓣手術，除了可以近一步治療牙周病外，還能改善牙齒之間空隙太大的美觀問題，另外可能還需要做上下牙齒間固定術，來固定搖動的牙齒，而這些有的可能還需自費。」花小姐一聽就更火了，脫口而出：「成功個屁！」治療前完全沒有告知她，治療完後會造成嚴重搖動、嚴重發炎、嚴重牙齦萎縮、無法咬合或咬斷食物，害她現在不僅不能吃東西，更沒臉出門見人，於是大爆走的說：「我不管，你要負責讓我的牙齒恢復原狀及恢復功能，而且這些費用都要你負責出。」此時郝醫師臉也臉露不耐地接著說：「那是因為你的牙結石太厚、牙周太差，治療完後牙根露出所以才會有這狀況，一般人根本不會有你這情況，而且你也簽了同意書，該講的我早就有講。」這時花小姐更火了，大聲咆哮說：「如果你早告訴我『牙周清理』完會這樣，我就絕對不會答應，而且你叫我簽的同意書，你不僅沒解釋，同意書上根本也沒有記載說治療完會酸軟，及可能不能吃食物，或者會影響美觀。我不管，你今天不給我個交代，明天法院見。」

做對三件事，不怕醫療糾紛

一、告知

　　《醫師法》、《醫療法》及《病人自主權利法》都有規定，「診治病人時，應向病人告知病情及醫療選項，而且病人有權知道預後情形、可能之不良反應及選項可能的成效與風險預後。」

　　除了洗牙之外，健保署這幾年積極強推的「牙周病統合照護計畫」（以下簡稱牙統），因為很多診所都會做，也變得越來越日常及平常，因此牙醫師除了不太習慣告知病人洗完牙的預後外，更不習慣告知病人做完牙統後的預後，因為想說反正病人接受牙統治療前，都一定得填「接受牙周病統合性治療確認書」，上面都有寫，而且這又不是什麼大手術、大治療，只不過是健保給付的一項處置。本來連單純洗完牙，病人都有可能會酸軟敏感，更不要說是更深度的牙根整平術。只是不管比例高低，法律就是偏偏有規定，牙醫師依法應該告知牙統處置的預後，但似乎很少、很少、很少有牙醫師會特別說明，而且是拿得出證據的說明。

　　面對牙結石累積很厚、很久沒洗牙或者牙周狀況很不好的病人，最好洗牙前該告知洗完可能會酸，甚至會很酸這件事，對於牙統當然更是要告知，因為這比洗牙處置還更侵入性，而且依法還須告知病人處置的選項，也就是：「治療完可能會酸、軟等狀況，你可以要考慮一下要不要接受牙統這個處置。」

　　同意書不等於告知書，健保署雖然要求院所申報牙統必須填寫「病人基本資料暨接受牙周病統合性治療確認書」，但如果仔細看看這份確認書的內容，雖然在病人的聲明部分有提到：

（1）施行治療的原因和方式

（2）為順利進行治療，我可能同時接受局部麻醉，以解除治療所造成之痛苦及恐懼

（3）治療的預期結果及治療後可能出現的不適症狀以及其處理方式等被告知事項

　　但卻沒有提到真正具體內容，特別是包括術後牙齒可能會敏感、搖動及影響美觀等，也許牙醫師在簽同意書時真的都有講，但怎麼證明自己有講，而且有講到這些內容才是重點，因此提供告知書來補足同意書欠缺的部分，是個可以參考的方法，而此時簽同意書的心法，「四四如意」中「四緩則圓」，「分開緩」、「確認緩」、「自約緩」、「就是緩」就又可以發揮很大的作用了。如果沒有告知書，那就只好靠病歷來證明了。

二、病歷

　　醫師法第 12 條第 2 項第 6 款是「其他應記載事項」，而老鄧一直強調所謂「法律上病歷」的記載重點就在這「其他應記載事項」，包括了「inform」、「mistake」、「yes」、「no」這四大要項。

（1）inform

就是把你有告知病人的，你認為的或者你建議的內容記載在病歷中，以本例來說，你所告知病人的牙周狀況、建議病人可以考慮牙統這個處置，牙統該如何處置、如果不做牙統還有哪些治療選項，及最重要的做了牙統以後的預後可能會出現哪些狀況，例如牙齒會敏感、搖動或者牙齦會萎縮，美觀可能會影響等，這些都該記載在病歷上。如果在進行牙統之前已經有交付牙統的告知書，及讓病人回去考慮看看（「四緩則圓」），更應該記載在病歷上。

（2）mistake

當你即將進行的處置，可能會出現的預後或風險，或者你已進行的處置，但病人似乎可能覺得不滿意或者認為你沒做好，而這時你的處置過程或內容絕對是記載的重點，因為有記載，至少表示你有注意，因為有記載，更表示你有積極處理，例如病人不做牙統，牙齒可能會變成怎麼樣，或者因為做了牙統，牙齒會出現哪些狀況，及這些狀況後續會有的影響及處理的方式，甚至萬一真的出現這些狀況，你處理的方式及建議，都是將來可能成為醫糾的因素，所以一定要記載清楚。

（3）yes

就是在病歷上記載病人同意你所建議的治療、處置或者用藥等。例如病人同意你建議的牙統選項，或者同意你所建議的其他治

療選項，這些記載就是證明病人自己選擇及同意最好的證明。

（4）no

　　這是四項重點中的重點，因為此時病人拒絕牙醫師所建議的項目或者處置，通常就會是日後醫糾的種子，因此務必記載病人拒絕你所告知的建議或者選項。例如病人擔心害怕牙統處置完後可能會出現的敏感、痠痛或者影響美觀而選擇不願做，但如果日後真的因為沒做牙統而造成牙周更糟，甚至變成需要被拔牙時，有些病人真的會反過來說牙醫師當初沒建議說要做健保有給付的牙統，才害他的牙齒變成這樣，要是這時病歷沒記載病人當初自己拒絕的內容，大多數牙醫師能拿得出證據嗎？難道又是只能說：「我當醫師這麼久了，該講的我當然一定會講，怎麼可能沒講，而且當初是病人自己不要做。」的空口白話。也許牙醫師有講是真的，但沒有證據來證明你說過的話，才更是真的問題。因此雖然多寫這些應記載內容，健保不會多給付，雖然沒寫這些應記載內容，還是符合醫療法規上病歷記載的規範，但多花幾分鐘多寫幾個字、幾句話，真的能讓自己在醫糾及訴訟上，省掉好幾十倍麻煩及時間的好習慣。

三、錄音

　　萬一你真的有講，但你的病歷又真的忘了記載，這時只能指望自己沒忘了要錄（影）音，還記得「能得同意是最好，只錄彼此沒煩惱，錄音隱私爭議少，醫病關係是王道」，因為有錄不知誰死誰

手，沒錄只能死於病人之口。

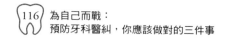

醫師認為的成功，不必然病人就會覺得成功，更不一定就是病人想要的成功，醫師對自己專業的標準要求是件好事，但有時卻會掉入只看到「病」沒看到「人」的迷失，別忘了「病人」是指生病的「人」，是病「人」來求診，而不是病本身來求診。因此許多的處置除了以醫療角度來看待外，不要忘了還要考慮到病人的感受及需求。以本例來說，經過牙統處置完後的牙周囊袋深度，或許以牙周病治療的角度來看，真的有改善，但首先病人感受的到嗎？還是病人認為或者希望的成功，不應該是治療完後造成嚴重搖動、嚴重發炎、嚴重牙齦萎縮及無法咬合或咬斷食物，甚至不僅不能吃東西，更沒臉出門見人的結果呢？也許沒有這些狀況，才是病人認為的成功治療，這中間的落差就看是以誰的角度來看，醫師在治療病人時，會不會多一些考慮或顧及病人可能在意的角度或者結果，還是只看到病本身，如果有顧及病人的在意，也許不見得能成功做的到病人要求或希望，但至少可以提早讓病人知道事實，而讓病人自己做出決定，這不就是「告知同意」的真正精神嗎？

　　很多治療完後的爭執情境，病人都會講出這句話：「我要是早知道會這樣，我就不會做了！」相信許多醫師都不陌生，當然有時是病人對醫療結果不滿意，才找藉口說出這類話，但有時候真的是因為醫師事情發生後才說明。雖然早說晚說可能治療結果差不多，但是病人感受差很多，甚至完全不同，有些法院判決也是如此認為，對於醫療結果也許不會因為醫師早講晚講有差異，但如果醫師晚講或者發生後才講，一來在民事訴訟上，對於病人人格權可能有所侵害而遭到不利的判決結果外，二來就算病人沒告，一定也會來爭執「為何醫師不提早告訴我」這點，單單這點就能讓醫師煩得夠久，因此千金難買早知道，能夠早講絕對比晚講好，不僅替自己省時間、省金錢，更是省麻煩。

　　對於病人真的簽了確認書這件事，如同前面說過，刑事訴訟上只要治療依照醫療常規，通常不會有事，但民事訴訟方面則要證明自己有完整告知，這時所簽的確認書才是有效的證明，而且法院還常會問另一件事，病人簽了名也許能證明你有講，但請證明你到底講了什麼？請拿出證據來證明，只要你說不清楚，就算病人告不成，但相信我，病人一定會讓你煩的成。

總結
perio 總複習，預防醫糾該做對的三件事

一、告知

1. 如果洗牙過程有發現顯而易見，也就是目視明顯可見的蛀牙，牙醫師應該有告知的義務。

2. 對於洗牙，因為實在太日常、也太平常，也幾乎是每個病人來就診都會做的處置，也是醫師每天至少會做好幾次的處置，但牙醫師一定要習慣告知洗完牙的預後，也就是洗完牙可能會酸軟敏感的症狀。

3. 牙統必須填寫「病人基本資料暨接受牙周病統合性治療確認書」，但確認書不等於告知書，確認書並沒有提到真正具體內容，特別是包括術後敏感、搖動、美觀等，也許牙醫師在簽同意書時真的都有講，但怎麼證明自己有講，而且有講到這些內容才是重點。

二、病歷

1. 如果病人當次主訴你無法處理，一定要注意，千萬要注意，就是「要把你為何這次沒先做病人主訴的原因，載明在病歷上」，否則日後病人或法院再來質問，你大概也不記得

當初原因是為何，更不要說拿出證據了。

2. 「其他應記載事項」，包括了「inform」、「mistake」、「yes」、「no」這四大要項絕對別忘記。

3. 雖然多寫這些應記載內容，健保不會多給付；雖然沒寫這些應記載內容，還是符合醫療法規上病歷記載的規範，但多花幾分鐘，多寫幾個字、幾句話，真的能讓自己在醫糾及訴訟上，省掉好幾十倍麻煩及時間的好習慣。

三、錄音

有錄不知誰死誰手，沒錄只能死於病人之口。

1. 別小看這個主訴及對於主訴處置的記載，萬一第一次真的沒時間做的檢查或處置，一定要把原因記載在病歷上，另次約診及後續計畫處置的記載，更是絕對別忘了。

2. 定期會來洗牙的病人，你有沒有看到蛀牙是一回事，看到蛀牙有沒有跟病人說是一回事，說了病歷有沒有寫是

一回事，這幾回事都很重要。

3. 對於洗牙前需特別注意的狀況，老鄧的建議是，從沒洗過牙的病人、很少洗牙的病人、牙結石很厚的病人、對於酸很敏感的病人（有時洗下去的第一時間就可以感覺到）、牙齒搖動很厲害的病人，及有感染發炎但自己沒感覺的病人，這些在洗牙前，最好告知洗牙後可能的狀況。

4. 就算病人告不成，絕對不等於不用理病人，因為病人告不成，不代表病人不會去告；病人告不成，也不代表病人不會煩的成。

5. 千金難買早知道，治療完的預後結果，能夠早講絕對比晚講好，不僅替自己省時間、省金錢，更是省麻煩。

6. 一個簡單洗牙，如果乖乖記載實際主訴；如果確實記載為什麼下這診斷；如果習慣先告知可能會酸，而且病歷也有記載；如果診斷代碼照實際症狀輸入，不要一律都只打牙周病，這些「如果」加起來應該不用五分鐘，五分鐘換五年，怎麼算都划得來。

Chapter

4

口腔顎面外科
Oral Surgery (os)

01
確認、確認、再確認

案例

　　病人李小姐，因為感覺右下後面牙齒這幾天吃東西的時候，除了一咬就會覺得沒力、軟軟酸酸外，另外還一直覺得右側舌頭很容易被牙齒刮傷，於是決定到公司附近的「好習慣牙醫診所」先檢查看看，診所由郝醫師負責幫李小姐看診，郝醫師聽完主訴並拍攝X光檢查後，告訴李小姐她的牙齒會不舒服，是因為右下第一大臼齒牙周破壞的很嚴重，所以咬起來會酸軟沒力，另外會有刮到的感覺是因為同一顆牙靠近舌側部份的齒壁垂直裂了一塊，所以建議拔除，郝醫師看李小姐點頭，心想就應該是同意要拔，打完麻藥拔掉後，李小姐驚覺郝醫師竟然是將她那顆牙整顆拔除，她不顧還沒咬著紗布、正在流血的傷口，當場憤怒大聲尖叫：「我只是要拔掉裂掉那部分的牙齒，不要再刮傷就好，你為何把我整顆牙拔掉？」而郝醫師則一臉詫異地回答：「我有建議你拔掉，你自己點頭說好的我才拔，況且這顆牙的牙周已經被破壞的非常嚴重，本來就是該拔的牙。」李小姐一聽更生氣，當場撂狠話：「你沒錯，那就法院見，

讓法官告訴你錯在哪裡！」當場甩頭就走，留下一臉無辜的郝醫師。

做對三件事，不怕醫療糾紛

一、告知

　　《醫師法》、《醫療法》及《病人自主權利法》都有規定，「診治病人時，應向病人告知病情及醫療選項，而且病人有權知道預後情形、可能之不良反應及選項可能的成效與風險預後。」

　　《病人自主權利法》明確指出，病人對於病情、醫療選項及各選項之可能成效與風險預後，有知情之權利，還有選擇與決定的權利，也就是說告知病情是一回事，例如是因蛀牙太深還是牙周太差；建議是否拔除是一回事；有沒有告知選項是一回事，例如病人是要拔破裂那塊、拔整顆牙或者暫時不拔，請記得超過一個選項才能選擇，而不是只有「拔」這個選項，那不叫選擇。另外每個選項（拔、不拔或者只拔裂的那塊）的成效、風險及預後，以上這些有沒有告知是一回事；告知完有沒有給病人時間考慮，則是另一回事，譬如，建議病人這顆牙可能要拔除，或者還是要先考慮看看，如果真的想拔再約，最後病人自己決定要不要拔，更是另一回事，因為你有告知，不代表病人就一定得同意，請牢記，「告知是醫師的義務，決定是病人的權利」。

　　對於治療選項，還有一個非常重要的選擇，一定要記得向病人提，就是其他可能治療方式的選項。例如病人如果僅單純因為牙周病而被建議拔除，除了不拔的選項之外，別忘了還有提供治療牙周病這個選項（如果是深度蛀牙，就是要有根管治療這個選項），這選項超級無敵重要，牙醫師絕對不要自作聰明替病人決定，覺得病人一定不會想治療，或者這個治療效果及預後又不佳，或者根本治療效果不好，請記住，這些都不是牙醫師能替病人決定的，因為你覺得的治療效果不好或預後不佳，不代表別的牙醫師就無法治療或不願治療，或者病人並不覺得這顆牙真的有這麼不好。病人當下因牙周病選擇拔，萬一之後別的牙醫師告訴病人，其實這類牙他可以幫病人保留不用拔，原先拔牙只是你個人對於病人這顆牙治療計畫的建議，雖然本來就不見得一定會與其他牙醫師看法相同，更沒有誰對誰錯的問題，但如果你之前沒告知他有其他治療選項，那不就多替自己再找一個「這位牙醫師只想要我拔牙」的麻煩。你的義務是告知病人有這些選項，而病人則有權利去選擇與決定自己想要的選項。

　　還記得「四不一要」嗎？病人有「嗯」≠有「好」，有「好」≠有「要」，有「要」≠有「懂」，有「懂」≠有「效」，一定要「確認、確認、再確認」。當李小姐點頭時，到底她是習慣性點頭，表示有聽到郝醫師說的話，或者同意郝醫師說的內容，但以為只是要拔裂的那部分，還是她明確了解郝醫師的說明，也同意拔掉整顆牙，這些真的沒人可以知道，除非有跟她本人再確認。在沒確認前，

牙醫師常會以自己的經驗值來認知，病人也憑自己的認知去回應，運氣好的話兩個人的認知剛好賓果，運氣差點兩個人的認知變成冰桌，所以最好的方法就是牙醫師一定要確認、確認、再確認。

二、病歷

《醫師法》第 12 條第二項有關病歷記載規定中的「其他應記載事項」，就是老鄧一直強調所謂「法律上病歷」的記載重點，包括了需記載「inform」、「mistake」、「yes」、「no」這四大要項。

（1）inform

就是牙醫師為何診斷這顆牙可能無法保留，是因為蛀牙蛀得太深，還是因牙周病嚴重到何種程度，讓牙醫師認為無法保留而建議拔除，這點很重要，而病人可能的處置選項，拔、不拔、追蹤觀察，甚至包括可能其他治療選項，特別是其他治療選項，例如病人是因牙周病嚴重所以牙醫師認為需拔除，但可以也建議病人考慮轉診到醫院或者其他牙周病專科去評估，聽聽他們的意見及建議。如果是因蛀得太深、根管鈣化太嚴重、根尖發炎太厲害，自己無法處理或認為不能處理，也可以建議病人轉診到醫院或者根管治療專科去評估看看。也許病人不見得會去，最後還是選擇拔牙，但至少你有建議他去，是他自己選擇不去。因為醫糾實務上真的很多病人都會以「牙醫師沒有建議可以治療」的說法，來告醫師或者找醫師的麻煩，而且還會加油添醋跟法官說，牙醫師就是為了賺植牙的錢，所以一

直只想拔牙。因此為了替自己省麻煩，包括你所建議的選項，這些一定都必須詳加記載。

（2）mistake

就是如果選擇拔了後可能會有怎樣風險，或者選擇不拔會有怎樣風險。

（3）yes

就是在病歷上記載病人同意你建議的事項，例如，記載病人同意拔牙，但一定要確認病人想拔的是牙還是裂的那片，這個非常、非常重要，特別是在沒有同意書的狀況下，一定要問清楚及確認清楚，並記載清楚。

（4）no

記載病人拒絕有關你的建議或選項，譬如記載病人拒絕拔牙、拒絕拔掉裂片，或者希望再考慮看看。甚至當牙醫師給病人建議，可考慮轉診到醫院或者其他牙周病專科去評估的其他治療選項時，但病人卻拒絕，這時更是要記載。雖然多寫這些，健保不會多給付，雖然沒寫這些，還是符合醫療法規上病歷記載的規範，但多花幾分鐘，多寫幾個字，卻是能讓自己在醫糾處理及訴訟上，省掉很多麻煩及時間的好習慣。

三、錄音

萬一你真的有講，但你的病歷又真的忘了記載，這時只能指望自己沒忘了要錄（影）音，還記得「能得同意是最好，只錄彼此沒煩惱，錄音隱私爭議少，醫病關係是王道」嗎？因為有錄不知誰死誰手，沒錄只能死於病人之口。

老鄧
說個說法

對於拔牙最容易有爭議的一件事就是，為何要這顆牙要拔除？是牙醫師說了算，還是病人同意才算？因為只要發生醫療糾紛或者醫療訴訟，病人最喜歡提的其中一點就是「牙醫師亂拔我的牙，明明可以幫我保留卻故意不幫我保留，目的就是為了賺假牙或者植牙的錢」，因此法官在送鑑定時，也最常問鑑定醫師兩個問題，第一個是「該牙是否存在非拔不可的理由？是否有其他替代方案？」，另一個則是「該牙是否患有牙周病？若有，其嚴重程度如何？」，這兩個問題的問法都出現同樣一個嚴重的盲點，就是「誰有權決定這顆牙要不要拔？」難道是醫審會、鑑定醫師、法官，或者看診斷的牙醫師？但好像都沒有人問，病人本人到底事前有沒有同意？因此我們就先來討論一下，鑑定意見最常被詢問的題目之一「該牙是否存在非拔

不可的理由？是否有其他替代方案？」

首先「拔牙」與否這個問題，通常可以從兩個角度來看：

a. 牙醫師的角度

對於一顆牙需不需要被拔除，站在牙醫師的角度，可能依照所受的醫學專業，認為這顆牙達到教科書或經驗上該拔的條件，或者依照治療計畫（包括美觀、選項及病人預算等）及病人預後等多方面考量，而「認為」該牙必須拔除，但請注意是「認為」。

b. 病人的角度

病人則可能會從主觀上想不想拔、願不願意拔、預算、親友意見、牙醫師「認為」或牙醫師「建議」等多重因素下，主動或被動決定到底這顆牙要拔或不拔。

理論上只有當 a 跟 b 兩個角度一致時，「拔牙」這個動作才該發生，因為「告知是醫師的義務，而決定是病人的權利」，也就是當醫師有講，病人有同意後，照理說便不會發生病人事後主張醫師亂拔牙這種事，因此如果真的發生亂拔牙的指控時，一定是有哪個環節出了問題。臨床上其實大多數牙醫師都會向病人解釋，但很少會再去確認

病人到底懂不懂牙醫師講的意思，另外病人雖然也同意，但也很少真的確定自己是否有想清楚（或者是牙醫師沒有給足夠時間讓病人想清楚），於是一發生爭議時，往往牙醫師最吃虧的就是，就算真的有講卻提不出證明，因為牙醫師很少會有習慣去記載這些法律規定要告知，及牙醫師真的也已告知的項目，例如、病情、選項、風險及預後，這也是牙醫師在面對醫療糾紛或訴訟，最常吃悶虧的地方，而解套的最好方法就是我一直建議大家多寫一些「法律上病歷」，而不要只寫「醫療上病歷」或者「健保上病歷」。

　　「法律上病歷」記載有三個最重要的要素，也就是「為什麼」、「給選項」、「提證明」，

（1）「為什麼」

　　你為什麼會下這樣診斷？為什麼會認為病人這顆牙該拔？是因為怕如果考慮不拔，保留下來之後所做的治療預後可能會不好？還是不拔可能會影響其他假牙日後的使用？又或者是為了美觀考量或假牙設計需求等等因素，這些或許都是牙醫師專業的考量，但必須讓病人知道為什麼。

（2）「給選項」

　　2019 年通過的《病人自主權利法》講得很清楚，醫

師必須將醫療選項讓病人知道、選擇及決定。因此對於拔牙這件事，當牙醫師說明完自己的看法與建議後，應該提供給病人「拔或不拔」的選項及其中差別的說明，假牙「做或不做」的選項及其中差別的說明，要做的話又有哪幾種假牙選項，當病人了解各種選項及差別之後，最後才由病人自己決定要選擇哪種治療計畫與結果。另外還有件事一定不要忘記，就是給病人「足夠時間」考慮，絕對不要當下、當次就直接拔牙或處置。

（3）「提證明」

當你真的做好做滿前兩項，但病人還是不認帳的話怎麼辦？此時還有比前兩項更重要的事，就是要有證據來證明你有講「為什麼」及你真的有「給選項」，例如拔牙或假牙同意書、治療計畫書、病歷（能讓病人在上面簽名更好）或錄影音等，相信老鄧，「證據」絕對是牙醫師不怕醫療糾紛或訴訟的終極武器，但可惜的是牙醫師通常治療很認真，其他都不當一回事，所以才會有吃不完的悶虧。

接著再來看看鑑定意見最常問的第二類問題，也就是「該牙是否患有牙周病？若有，其嚴重程度如何？」

一般來說拔牙最常見的診斷代碼就是「牙周病」或者是「蛀牙」，但以「牙周病」的爭議最多，因此以「牙周病」為例，某顆牙有時真的是因為牙周狀況很差，所以牙醫師

認為應拔除，或有時則是因為拔牙時，電腦軟體拔牙的診斷代碼是設定「牙周病」，所以在病歷呈現的就是病人因為牙周病而被拔牙。面對鑑定時，法官或檢察官看到病歷，當然就都會問這顆牙真的有牙周病嗎？如果有，真的有嚴重到非拔不可嗎？這個鑑定問題的問法出現與第 1 點類似的盲點，也就是說就算負責鑑定的牙醫師是牙周病方面權威，但只能透過病歷及 X 光片，鑑定出他認為這顆牙在臨床上或學理上的條件或狀況。只是就算這顆牙真的有很嚴重牙周病，根本留不住或者沒有保留的必要，難道就代表牙醫師拔該顆牙有絕對的正當性嗎？當然不是，也許法院透過多次開庭審理及鑑定，有時會認為你拔這顆牙有合理性（通常比較會出現在刑事案件，民事案件在沒得到病人同意時，敗訴機率就很高），但為了自己省下醫糾或訴訟的麻煩，請牢記在心，醫師認為這顆牙留不住或該拔的適應症（indication），是你所學專業上的 indication，但這 indication 並不代表就是病人必須接受拔牙的 indication。誠如前面所說的，「告知是醫師的義務，決定是病人的權利」，選擇及最後決定權在病人手上，不在牙醫師或鑑定醫師手上，更不是因教科書上教我們這種牙周狀況的牙齒該拔，病人就該拔。

由以上可知，當病人堅稱牙醫師亂拔牙時，要求鑑定

詢問的重點其實不在該牙是不是非拔除不可？或者該牙的牙周狀況到底為何，有多嚴重？因為得到的答案都是鑑定醫師的觀點及看法，就算他們認為該牙無保留必要需拔除，或者牙周狀況不佳，保留意義不大，但這些都無法代替病人的意願。也就是說就算這顆牙條件尚可，在治療計畫考量下，建議病人拔除，最後病人願意拔除，或者就算這顆牙條件再差，鑑定報告認為需拔除，但病人就是不願意拔除。因此這顆牙的條件到底如何，其實根本就不是決定拔或不拔的重點，更不是鑑定詢問的重點，重點反而是病人到底有沒有經過說明及瞭解後，自己同意要拔，也就是說牙醫師拿不拿得出證據來證明自己有確實告知，有給病人足夠時間考慮，最後病人有沒有同意牙醫師的建議及治療計畫，反而才是重點。因為「告知是醫師的義務，決定是病人的權利」，否則鑑定報告怎麼寫都不會是當初真實狀況，牙該不該拔，本來就不是學術或專業問題，透過專業或學術只能給「認為」或「建議」，牙該不該拔，反而是牙醫師與病人臨床溝通後最終的選項，這溝通過程絕對很難透過鑑定獲得，真要證明也只能靠病歷來證明。

因此老鄧建議牙醫師後遇到類似問題時，為了不讓自己徒增麻煩，針對拔牙這件事，牙醫師只要拿得出證據，證明有讓病人充分了解及足夠時間考慮，而且是病人選擇

同意拔牙，此時這顆牙該不該拔及牙齒狀況為何，就不是重點，萬一病人事後堅稱牙醫師亂拔牙也就於法無據。但如果牙醫師無法舉證，那麼這顆牙該不該拔及牙齒狀況為何，更不是重點，因為當你無法證明病人有充分了解及同意時，牙醫師往往就可能被誤認為亂拔牙而含冤莫白。

他山之石—訴訟案件分享

再來透過一些實際案例，看看病人喜歡用什麼說法或理由來告牙醫師，也順便想想當你看完上面這篇後，以下這些案例如果是你遇到，你可以怎麼做會更好，除了讓自己需要時不僅拿得出證據，替自己省下不必要的麻煩外，還可以讓病人想煩你或者想告你都難。

1. 好拔不等於沒事

案例

有位病人因為左下牙痛來就診，牙醫師一檢查發現原來是因為左下第一小臼齒搖動的非常嚴重，搖動到幾乎稍微不小心用力碰到，就可能會脫落的程度，因此牙醫師就跟病人說，牙痛是因為這顆牙搖動很厲害，建議直接拔掉就好，病人想說牙醫師既然認為要拔就拔吧，果然這顆牙因為實在搖動的太厲害，打完麻藥，一秒鐘

就拔下來了，病人離開前還直誇醫師技術好。沒想到隔了一天，病人一覺醒來，發現自己臉腫得像米龜，整個人發燒還呼吸困難，於是家人趕快送急診，醫院檢查後認為是拔牙感染造成，於是出院後前往診所理論要求賠償，不然要提告。

　　一定很多牙醫師會想，這種這麼簡單就可以被拔掉的牙，處置過程怎麼可能有問題，一定是病人自己的問題。這樣看法對了一半，病人前來就診時這顆牙雖然外表是搖動得非常厲害，對處置而言並不困難也不太容易會出錯，但往往卻忽略注意一個事實，就是「感染」的問題。病人既然會拖到這麼搖才來就診，想必牙齒應該感染發炎很久了，甚至可能有化膿的現象，只是病人自己對於這顆牙不太感覺到有問題或症狀，除非他覺得會痛，而且這顆牙就算有化膿，牙醫師想說直接拔後再開藥給病人吃就好。這樣的處置方式看起來並沒有問題，但萬一病人拔完後真的出現問題，病人可就不會這麼想，因為當病人出現術後感染時，他會認為「這顆牙當初既然發炎感染那麼嚴重，牙醫師為什麼不讓我先吃藥控制後再拔，而是當次就直接拔，牙醫師一定有過失！」這種病人事後回推到牙醫師身上的案例，層出不窮及屢見不爽。也許牙醫師當下的處置程序，被告後送鑑定結果不會被認為有違反醫療常規，但有沒有想過，只要一被告，至少就要耗在檢察官那邊快一年甚至更久，既然如此，與其當下直接拔掉那顆牙，或許可以考慮病人第一次就診時，先開藥給病人來減緩感染程度，再建議病人拔牙，而且不管那顆牙多好拔，在拔之前一定要告知病人，這種發炎很久的牙齒，拔完除須確實依

照拔牙術後照護說明外（有衛教單更好），萬一真的出現術後感染現象，務必盡快回診（別忘了這內容，病歷一定要記載）。

拔牙時有些併發症本來就可能會發生，對牙醫師而言是正常，但對病人而言如果沒有先告知，病人不僅會當作不正常，還有可能認為是牙醫師的過失，也許司法日後會還牙醫師清白，但這個「日後」通常是好幾年後，何必呢？

老鄧的看法

對於拔牙，老鄧真的認為，除非你很有把握，或者不怕病人找麻煩，就算牙齒的狀況看起來很單純，真的不建議當次、當下就拔。先說明、先給藥，讓病人考慮後，約診下次再處理（如果可以讓病人自己約診來拔更好），否則就算你當天的拔牙處置，在醫療上或在法律上站的住腳，也就是病人可能告你告不成，但萬一出現狀況，跟你保證，病人一定煩你煩的成。

2. 病人同意不認帳，除非有證據

病人提告內容

因想拔除右下側智齒，所以到牙醫診所診治，沒想到牙醫師竟然誤將左側智齒拔除，所以提告過失傷害罪。

實際調查情況

病人原欲拔除右下側智齒，經牙醫師檢查後，發現左下智齒處

有牙周病，故建議病人為進食方便，先拔除左下智齒，等傷口復原後，再拔除右下智齒，而病人亦同意此診治方式。

案件判決

最後不起訴。

老鄧的看法

法律上病歷三要素「為什麼」、「給選項」、「提證明」，最後一項「提證明」的重要性就在這裡，也是《醫師法》第 12 條第二項有關病歷記載規定中的「其他應記載事項」，所謂「法律上病歷」的記載重點，包括了「inform」、「mistake」、「yes」、「no」這四大要項，其中「yes」那部分，當病人同意時，一定要在病歷記載病人同意及同意的內容，否則像這案例，病人事後不認帳，有理說不清，還要到被告後才能還自己清白，萬一證據不夠還不了自己清白，那不是更倒霉了。

3. 病人拒絕拔，後續要小心

病人提告內容

因上顎牙齒疼痛至診所就診，診斷後發現上顎左側智齒蛀牙情形嚴重，牙醫師建議將該智齒拔除，只是病人當場拒絕拔牙，並要求先填補該蛀牙，結果填補過程發生牙齒崩裂，病人認為牙醫師填補時，理應小心使用醫療器具清潔蛀牙及補牙，而且需避免傷及健

康之牙齒，但竟然在清潔消毒智齒之蛀牙時，使用醫療器具不當，造成智齒未蛀牙損壞部份掉落一大塊，所以提告過失傷害罪。

實際調查情況

當庭勘驗病人牙齒，其上顎左側智齒仍在，且其上有填補銀粉痕跡，並無病人所指述該智齒有整顆斷落僅餘牙根之情形，從而病人上開指述，尚難採信。

案件判決

最後不起訴，再議後駁回。

老鄧的看法

這是個大多數牙醫師看了會覺得很誇張的案件，但不要懷疑，它就真的發生，牙醫師也真的被告，只要被告，你能拿得出什麼證據證明自己，比計較這事有多誇張更重要。

法律上病歷三要素「為什麼」、「給選項」、「提證明」，最後一項「提證明」的重要性就在這裡，也是《醫師法》第 12 條第二項有關病歷記載規定中的「其他應記載事項」，所謂「法律上病歷」的記載重點，包括了「inform」、「mistake」、「yes」、「no」這四大要項，其中「no」這項，當病人拒絕時，一定要在病歷記載病人拒絕及其原因，否則像這案例，有理說不清，沒想到好心幫忙填補，最後還要被告。其實有時真的不要太好心，該拔的牙，病人

既然拒絕拔，不能補的就不要勉強硬補，否則不僅好心沒好報，最後還得等到被告後，才有可能（不是一定喔）還自己清白，一時的好心，換來如此絕情，何苦呢？

4. 病人未成年，未告知家長要拔牙

病人提告內容

16 歲病人由爸爸陪同至診所定期保健檢查，經醫師診斷後認為右側下顎第二大臼齒蛀牙蛀的太嚴重建議拔除，但拔除前依法應該先告知法定代理人，並獲其同意後，才能進行拔牙程序，結果牙醫師竟然直接將牙拔除，而且還將不實事項登載於病歷上，在病歷表上記載「主訴：牙齒鬆動、患者請求拔除」（C.C.：tooth mobility and ask for remove）等不實內容，所以爸爸提告過失傷害罪與業務上文書登載不實罪。

實際調查情況

拔除牙齒前，牙醫師已事先告知家屬，牙齒鬆動有拔除必要，但因家屬未有反對表示，所以便將牙齒拔除，拔除後家屬也沒有立即有反應，加上診所護士於偵查中做證情節相符，而且審觀本件病歷、X 光片及參考病人在其他牙醫診所之就診紀錄結果，亦認牙醫師並無明顯疏失。

案件判決

最後不起訴。

老鄧的看法

（1）主訴的記載，應該盡量貼近病人當次就診的敘述事實，及盡量使用病人的語言，才能避免日後不必要的困擾。病人最後處置是拔牙，但他的主訴並不是要來拔牙，而是檢查牙齒，雖然最後都是拔牙這個處置，但萬一變成爭議或訴訟，這種不準確的主訴記載，也許就有可能讓病人多一個理由誤會或者誤解醫師。

（2）目前未成年是指病人未滿 20 歲，因此只要未成年人做處置，一定要跟家長確認，不管是否有家長陪伴來，確認完後病歷一定要記載，已跟家長告知，並且家長同意拔除該牙，絕對不要拔完才跟家長講，這很容易產生不必要的困擾。

（3）還記得「四不一要」嗎？病人有「嗯」≠有「好」，有「好」≠有「要」，有「要」≠有「懂」，有「懂」≠有「效」，一定要「確認、確認、再確認」。病人家長沒反應，不是就當作他同意，而是需向他確認、確認、再確認。

5. 病人就是覺得拔錯牙

病人提告內容

病人前往牙醫診所看診，經牙醫師診斷後建議拔除該顆牙，但

當病人回家後，竟發現牙醫師拔的不是原本會痛那顆牙，而是誤拔了另一顆牙齒，於是提告過失傷害罪。

實際調查情況

a. 牙醫師說法

病人一來就指著右上側門牙要拔除，所以就照了這顆牙的 X 光片。在診察時，我有檢查是否會搖動，觸壓是否會痛及敲診口內牙齒，當時病人表示就是這顆沒錯，我當時還有透過 X 光跟病人說明，要拔除的是哪顆牙齒，拔完後不到兩個小時病人又來，說拔掉的那一顆不會痛，是後面的那顆在痛。他所說的是右上第一顆小臼齒，所以我就幫他再拔除那顆小臼齒，我並沒有拔錯牙，因為先拔除的牙齒與他後來表示在痛的牙齒，中間還有隔顆犬齒。

b. 檢察官看法

病人所要拔的第一顆牙齒與痛的牙齒相隔一顆，而拔除之第一顆牙齒係在人中旁位置，即在顏部正面。衡情而論，病人描述是哪顆牙痛疼，及牙醫師向病人解說要拔除哪一顆牙齒，並無困難；病人拔第一顆牙齒後，未立即發現錯誤，而是返家之後，才發現拔錯牙齒，且與原本要拔除之牙齒相隔一顆犬齒。依照證據，本件顯然是病人告知欲拔除之牙齒位置有誤，反而指控牙醫師係因過失而拔錯牙齒，並不合理。

案件判決

最後不起訴。

老鄧的看法

（1）這案子真的運氣好，碰到願意這樣處理及看待牙醫師的檢察官。

（2）病人想告、會告、要告的理由千奇百怪，最好的方式就是以不變應萬變，對於拔牙，老鄧一向認為牙醫師必須確認自己能有足夠證據，證明自己真的有說清楚，及病人真的同意，也就是常提到的告知「四不一要」，病人有「嗯」≠有「好」，有「好」≠有「要」，有「要」≠有「懂」，有「懂」≠有「效」，及一定要「確認、確認、再確認」，另一件更重要的事，就是把這告知及同意的內容，記載在病歷上。例如本案，當醫師有透過 X 光片告知病人病情，及確認要拔的那顆牙，這些內容就一定要記載在病歷上。另外，如果可以，就算病人同意要拔，盡量不要當天、當下、當次就拔，讓病人有時間考慮，畢竟事緩則圓啊！否則就可能會如同此例般，拔完後，病人覺得要拔的不是那顆，如果今天不是碰到這位檢察官，不知是否還能一樣有這麼好運的結果。

（3）老話一句，病人不見得告的成，但一定會讓你煩得成，病歷如果能依「做對三件事」建議方式及內容的記載，真的遇到，不是就可以替自己省很多事嗎？

6. 病歷有簽名同意卻不認帳，最後被以故意傷害起訴

病人提告內容

病人因左側牙齒在咀嚼時也會疼動，故前往診所就診，認為牙醫師本應詳予檢查，確認疼痛原因後始予治療，結果竟沒有詳加檢查，僅以敲診、探針採測之方式即斷定左上顎第一大臼齒為「垂直縱裂」（vertical fracture），而且明知拔牙會造成病人受傷，仍將左上顎第一大臼齒拔除，使造成受有左上顎第一大臼齒缺損之傷害，所以決定提告傷害罪。

起訴理由

（1）本案函詢某醫學院牙醫學系判斷後，因為牙醫師承認當時診察病人之左上顎第一大臼齒，係以「敲診」及「探針採測」之方式，與該牙醫系函述之牙醫臨床診斷「垂直縱裂」方式不符，而牙醫師並未依上開某牙醫學系回覆之牙醫臨床診察方式診斷，此觀病歷表中，並無提及有以X光或壓舌板、有色染料或強光診察之紀錄及費用可得知，所以牙醫師診斷認為病人當時係患「垂直縱裂」，顯屬無據。

（2）病人牙齒縱有垂直縱裂，其斷裂之終點究在何處，已無法斷定，但依左上顎第一大臼齒拔除後，於病歷表上加繪之牙齒示意圖觀之，診斷牙齒垂直縱裂之終點，並未如函釋所述斷裂終點在牙齦之下，甚至在齒槽骨之下之情形，因此牙醫師

辯稱病人之牙齒無法以修補或根管治療處理，必須予以拔除
一點，無足採信。

（3）牙醫師辯稱拔牙當時已將病人牙齒為垂直縱裂、必須拔除一
事告知病人，並經其同意後始行將牙齒拔除，但病人並無牙
醫專業知識，其主觀上對其牙齒是否須拔除，並無何判斷能
力，當時是否同意將牙齒拔除，其主觀上無非信任牙醫師專
業之判斷而為決定，因此沒有證據認定對牙醫師有利。

（4）牙醫師向病人聲稱其牙齒患有垂直縱裂之病症，明知其拔除
牙齒行為將造成被害人之傷害，而未尋求拔除以外之治療方
式之可行性，即卻輕易將病人之牙齒拔除，而造成病人傷害
之結果，其行為係出於故意而非過失。

（5）最後檢察官以故意傷害起訴，而非過失傷害。（你沒看錯，
真的是故意傷害罪起訴）

法院見解

（1）檢察官以牙醫師診療方式是以「敲診」「探針」為之，與上
開某學院牙醫學系函覆之診療方法不合，而認為牙醫師認定
病人係患「垂直斷裂」是沒有根據。但案經媒體報導後，該
學院牙醫學系澄清並未介入本案醫療糾紛之仲裁，而且該學
系僅就牙醫學理上問題為上開答覆，未斷定回函所列舉內容
或項目為絕對或全部之診斷方式，經媒體得知檢察官竟然以
上開回函之片面文字，作為醫療糾紛之起訴根據，對該系造

成極大之困擾與傷害等語，因此法院認為檢察官以上醫開學理上之回函為本案心證之主要依據，並不妥當。

（2） 本件臼齒「垂直縱裂」為近遠心縱裂且已斷裂至牙根分叉處之病歷，係屬「簡單性拔牙」，依全民健康保險規定，本件既屬「簡單性拔牙」，拔牙前自無須照 X 光，檢察官所指依牙醫師自行加繪之示意圖觀之，縱裂之終點未至牙齦之下，甚至在齒槽骨之下情形，未達必須拔除之程度等等，即無依據。

（3） 病人至診所求診，表示兩側上顎臼齒區咀嚼疼痛，經被告診斷為左上顎第一大臼齒「垂直縱裂」，經病人同意後，將之拔除之事實，有病歷表影本可證。雖然病人堅稱在病歷上簽字並非同意拔牙，但病人係五十五年出生，為有完全行為能力之成年女子，當然知道醫師注射麻藥動作與拔牙有關，既然在病歷上簽名，當然是同意牙醫師拔牙無誤。

案件判決

最後無罪定讞（臺灣臺中地方法院刑事判決 88 年度易字第 3219 號，臺灣高等法院臺中分院刑事判決 89 年度上易字第 1613 號）。

老鄧的看法

（1）病人病歷都簽名了，竟不認帳，這就夠倒霉了，還被檢察官以故意傷害起訴，更是倒霉。而且我一直搞不懂，為何詢問

專業意見是找牙醫學系，而不是醫審會或醫學中心，要不然也該詢問公會或者專科學會。另外相關機構出意見時，真的要有點認知，你的意見會影響一件訴訟的有無或成敗，一定要謹慎，要不然最後雖然甩鍋檢察官，但不僅造成自己單位困擾，也造成其他人不必要的傷害。還好後來法院送醫審會鑑定，終於得到對牙醫師持平及公正的鑑定結果。

（2）雖然檢察官對於病歷簽名及繪圖這方式，好像沒接受，但不要以為病歷記載且繪圖，還讓病人簽名就沒用，畢竟這是唯一能證明你有告知病人及病人同意的證據，還好上了法院，最後法官還是認同這樣的記載有用，真的可以證明病人知道且同意，但不知大家有沒有想過，這案子要是病歷沒有記載及簽名，結果會一樣嗎？

（3）你看看、你看看，老鄧的「四不一要」及「四緩則圓」是不是真的好用？給病人時間好好考慮，不要當下、當次、當天就拔，不就不會有機會被病人認為是故意拔牙，甚至最後還被檢察官以「故意傷害」起訴。一般醫療案件大多是「過失傷害」被起訴，真的很少很少有被以「故意傷害」起訴，這真的是個血淋淋的例子。

（4）最後一點很重要，看看法官判決最後用心良苦的提點，真的值得大家謹記，「醫生與病人間因專業知識相差之懸殊，就事理而言，病人在同意拔牙或其他類似對病人身體器官、組織為積極性拔除、切割等破壞之醫療行為時，對同意內容所

可能產生之後果，短時間內往往無法為妥善之認知，此在心理層面尤然。故做為專業人士之醫療人員，就病人在病人心理準備及醫療後可能產生之狀況，事前是否清楚之說明，即成為建立醫病信任關係重要之一環。本件病人就其左上顎臼齒病症，在初次就診時即予拔除（你看看，法官的想法是不是與老鄧的看法類似），加之其後對其因哺乳產生之不便與困擾，致生本件訴訟，就此信任關係之破壞，牙醫師或應有檢討之處，惟牙醫師縱有此疏失，亦顯難謂有檢察官所指之故意傷害行為」，也就是說雖然證明病人有同意且病歷也有簽名，但法官還是認為可以的話，並不需要初診就拔除，應該多考慮病人實際可能面臨的問題，最後法官認為牙醫師情理上雖然有疏失，只是因為並不是故意，所以判牙醫師無罪。

7. 拔下牙沒給病人，被告侵佔

病人主張

牙醫師進行拔牙之醫療行為，竟然意圖為自己不法之所有，於醫療行為完成後，侵佔所拔下之牙齒且拒不返還。所以決定提告業務侵占罪嫌。

牙醫師主張

坦承有為病人拔牙，但堅決否認有任何業務侵占犯行，因為病人蛀牙，所以來要求拔牙，而且拔牙時病人之父親全程在旁，拔完

牙後有問病人是否要留存牙齒，病人說不要，所以診所就把拔下的牙齒，當作醫療廢棄物處理丟棄。

病人父親做證

我當天有陪病人去診所拔牙，因為病人蛀牙，我全程在旁，拔牙過程並無問題，牙醫師有問病人是否要將牙齒帶回去，病人說不要。我認為我兒子是吃定女醫師，去騷擾女醫師好多次，我覺得他是想要錢。

檢察官不起訴

首先因為證人也就是病人父親的證詞與牙醫師辯解相符，而且病人既已表示不願留存牙齒，牙醫師因而以醫療廢棄物處理，核與醫療常規一致。第二點病人是因蛀牙而去拔牙，所拔下之牙齒既已蛀掉，難認有何經濟價值可言，既沒經濟價值，那就沒有侵占的利益。

老鄧的看法

（1） 病人的父親願意出來作證，根本就是大義滅親，真的令人佩服，要不然，今天如果沒有他挺身而出作證，關於牙醫師到底有沒有問病人要不要牙齒，真的就會是個羅生門，甚至可能就對牙醫師有更不利的結果。

（2） 檢察官因為是蛀掉的牙沒有經濟價值，所以認為牙醫師沒有

侵占的故意，那如果拆下是牙套呢？或者是顆完整的牙齒呢？那會不會有機會構成侵佔，這就不知道了。

（3）　因此面對這類問題，最好的方法就是順口問病人要不要這牙齒或假牙，不管要不要都把它寫在病歷上，老鄧說過，不管告的成告不成，至少不要被病人煩的成。而且既然有人有因為這樣被告過或被煩過，如果不想面對地檢署偵辦冗長及煩人的過程，多問幾句話，多寫幾個字，再遇到類似情況，說不定真的剛好可以幫自己省下不少時間及麻煩。

討論：拔下的牙到底算誰的？

　　門診時面對病人希望拿回拔下來的牙齒，如果是乳牙，也許還比較不容易有爭議，大多會直接給家長當紀念，但如果是恆牙呢？常常就會出現一些爭議，以下就針對拔下牙齒的處置做說明。

　　一般來說門診拔下的牙通常不需送病理檢查，因此許多院所對於拔下之牙齒處理，大多引用「100 年衛服部衛署醫字第1000264852A 號」函釋的內容，特別是其中「醫院如果認為無保留之必要，須依法銷毀」這句話，來拒絕病人要求拿回牙齒，但有時還是容易會引發一些爭議，就如同本例。但衛福部 107 年初一份回覆病人所詢問「拔下牙齒是否可以帶走」的回函中，則出現更明確的說明，該文明確指出院所拔下之牙齒，應先由病人決定是否取回，如果病人不要，則再由醫療機構處理。因此上方提到 100 年那篇函釋對於拔下牙齒的處理，就不是以往大家認知只由醫療機構來

認定「有無保留必要」，反而「有無保留必要」是應先由病人決定是否取回，如果病人不要，再來由醫療機構決定是否需保留，醫療機構如果決定不保留，則依《廢棄物清理法》清除。

因此對於門診所拔下牙齒的理想處理順序，基本上應該是先詢問病人要不要這顆牙，如果病人不要，才能依《廢棄物清理法》處理丟棄，然後病歷上應該記載病人不要牙齒。

一定有人想說，拔個牙，幹嘛這麼麻煩？老鄧說，既然已經有人被找過這麻煩，如果想幫自己省些麻煩，多問一句，多寫幾個字，又多花不了多少時間，要不然萬一真的也被告侵佔，跑地檢署的流程及花費的精力，相信你絕不會想要經歷。

02

依法該填同意書，術後處置要注意

案例

　　病人李小姐因為感覺右下後面牙齒，這幾個星期來吃東西的時候一直會覺得酸酸的，於是決定到公司附近的「好習慣牙醫診所」就診，由郝醫師負責幫李小姐看診，郝醫師聽完主訴並拍攝 X 光檢查後，告訴李小姐牙齒不舒服是因為右下第三大臼齒（智齒）往前傾，導致與右下第二大臼齒鄰接處的牙縫造成蛀牙，當下建議除需填補右下第二大臼齒蛀牙外，可以考慮同時拔除右下的智齒，避免將來還是容易造成同樣位置發炎及再度蛀牙，李小姐疑惑地表示：「拔智齒不會有什麼風險嗎？」郝醫師說：「不會，拔完後如果真有腫脹的話冰敷即可，不要緊張，一般來說這些反應都是正常的，只是拔完後需回診確認傷口狀況。」李小姐心想既然郝醫師都這麼說，站在信任醫師的立場，既然要處理就一次處理完，因此決定補牙跟拔牙一起處理。拔完後隔天李小姐依約回診，跟郝醫師說總覺得右下顎及臉部好像有腫腫的感覺，郝醫師說這個感覺之後會消退，不用擔心，傷口很好，可以放心吃東西，記得刷牙，繼續冰敷，

三天可以開始熱敷等語，然後就幫她洗個牙，並開了抗生素及約診一週後拆線。但回家後李小姐卻覺得右臉越來越腫，於是又打電話詢問診所，助理回覆她說這個狀況正常，建議持續冰敷，結果到了第三天一覺醒來驚覺右半邊臉部不僅整個紅腫發熱，而且全身發燒及畏寒，於是家人趕快送她去醫院急診，經醫院診斷後，證實是因拔牙引起頸部細菌感染及蜂窩性組織炎，而住院期間郝醫師不僅不聞不問，而且上網一查更發現，拔智齒應該要填手術同意書及麻醉同意書，但診所竟都沒給她填，更沒告知拔牙的相關風險，於是決定出院後，向衛生局檢舉診所沒讓她填手術及麻醉同意書，並打算提告討個公道。

做對三件事，不怕醫療糾紛

一、告知

《醫師法》、《醫療法》及《病人自主權利法》都有規定，「診治病人時，應向病人告知病情及醫療選項，而且病人有權知道預後情形、可能之不良反應及選項可能的成效與風險預後。」

《病人自主權利法》更明確指出，病人對於病情、醫療選項及各選項之可能成效與風險預後，不僅有知情之權利，還有選擇與決定的權利，也就是說告知病情是一回事；有沒有告知選項是一回事；

有沒有給病人時間考慮是一回事；病人自己決定要不要同意更是另一回事，你有告知，不代表病人就一定得同意，因為告知是醫師的義務，決定是病人的權利。

拔牙的風險，是告知內容中非常重要的一環，特別是在沒有急迫性的拔牙處置，因為這會影響到病人同不同意拔牙的意願，及事後萬一發生併發症的後續，所以拔牙的風險告知，是告知內容中的影武者，而搭配風險告知的好夥伴就是給他時間考慮，不論有沒有事先填同意書，絕對不要急著當下、當天、當時就拔，要不然拔完後所有的醫療糾紛，很容易都會被算在你頭上。

對於關於手術告知書面化的強制規定在《醫療法》第 63 條，對於牙科門診適用而言，是指 2011 年後進行植牙、單純齒切除術（92015）、複雜齒切除術（92016）三類被衛福部歸為手術的處置，醫療機構依法必須先填寫「麻醉同意書」及「手術同意書」，沒事先填寫的話，會被主管機關裁罰 5 萬元。

因此拔牙告知同意理想程序，先告知及說明可能風險及處理方式，再給病人選項，最後讓病人回去考慮。如果是單純齒切除術（92015）或複雜齒切除術（92106）當然絕對要術前先填手術同意書及牙科麻醉同意書，而且依規定須先由牙醫師說明後並簽名，再讓病人帶回考慮願不願意承擔這些拔牙風險，如果同意拔除，再請病人打電話來約診，記得，最好是請他自己打來約（還記得「四緩則圓」，分開緩、確認緩、自約緩、就是緩中的第三「自約緩」嗎），不要幫他先約診好，以免日後有藉口說：「我聽不懂解說啊，醫師

叫我來拔，我就只好來啊。」

拔完後傷口的照護及注意事項，也是告知及處置的重點，絕對不要因為同意書上有寫，就以為不需要講，另外對於拔完牙以後的回診及後續追蹤，不僅要說要做，還要約，不要管病人到時要不要來，會不會來，約就對了。

二、病歷

如果不是 92015 或 92016，而是簡單性拔牙（92013）或者複雜性拔牙（92014）處置，法規上並沒有強制需簽手術同意書及麻醉同意書，但是院所如果願意要求病人簽，當然最好，如果沒簽，為了證明醫師確實有告知病人拔牙的相關風險及預後，這時請切記，務必將告知內容重點一定要記載在病歷上，特別是「其他應記載事項」中的四大要項，你有講的「inform」、拔完牙後可能出現的問題或風險「mistake」、病人同意的「yes」、病人拒絕的「no」，通通記得寫上去，特別針對風險的部分，記載你有跟病人說有哪些風險及有哪些可能的併發症，且病人同意，因為這些絕對是你日後保護自己免於被煩的超級重要證據。

同意書經牙醫師說明完後，通常建議由病人帶回考慮，如果願意再請病人打電話來約診，這些也請記載在病歷上，甚至如果病人打來約診後的就診，病歷主訴也可記載「病人打來約診要求拔牙」。

拔牙後如果出現併發症，特別是術後疼痛、腫脹或感染，雖然這些內容早已告知病人並獲得病人同意後才施作，甚至病人也簽署

同意書，因此在法理上，如果拔牙有依照醫療常規處置，理應由病人承擔這些無法預見的併發症，但請注意這不代表你就不需協助後續處置，包括開立藥物積極感染控制，或者無法處理時的積極轉診，這些事如果你因疏忽未積極協助防治或處理，導致本來的併發症更嚴重，甚至危及生命，那麼這時，你還是可能會有涉及過失的法律責任。因此這些後續的處置記載就相當重要，不管是積極治療或者建議轉診的記載，都是證明自己有告知及有做為的證據。

另外對於拔完牙以後的回診及後續追蹤，不僅要說要做，還要約，更要在病歷記載有約診追蹤，不要管到時病人要不要來，會不會來，約就對了，記載就對了。

三、錄音

萬一你真的有講，但你的病歷又真的忘了記載，這時只能指望自己沒忘了要錄音或錄影，因為有錄不知誰死誰手，沒錄只能死於病人之口。

對於錄影音的重要，老鄧再舉個活生生的例子，東部某院所有位病人到地檢署提告該診所陳姓醫師過失傷害，病人在檢察官前一把鼻涕一把淚的說，牙醫師在拔牙前沒有先求證就直接打麻藥及拔牙，而且趁她不舒服意識不清時，拿同意書叫她簽名，接著檢察官當然傳喚陳醫師來詢問，請問這時你是陳醫師本人，如果認為病人沒說實話，你該如何在檢察官前面證明自己的清白？首先有件事一定要提醒大家，這時你最該做的事，當然是拿出可以證明自己清白

的證據，絕對不是在檢察官面前義憤填膺、義正詞嚴的數落病人的不是：「這病人太離譜，根本就不可能有這種事，只要是稍微有醫學常識的人，當然都知道不可能啊！」等等，請牢記這些話都不會、也不能證明你的清白。那要拿什麼證據？沒錯，這時當然就只能靠病歷，但是偏偏這位牙醫師的病歷剛好就是超簡單記載，能申報健保費用的病歷，也就是所謂「健保上病歷」，除了只能證明自己有做拔牙處置外，針對病人的指控完全無法證明自己，那這時「做對三件事」只剩最後一招，就是「錄（影）音」，有什麼證據可以比影音資料更完整。此時陳醫師面無表情，悄悄拿出拔牙時全程錄影的光碟，經檢察官勘驗後，發現整個拔牙過程竟是病人經醫師解說完才簽同意書，而且是在病人簽完同意書之後陳醫師才開始進行拔牙，過程平和，病人並無任何痛苦或意識不清之情形。你看看，你看看，如果這時沒有這影音資料，陳醫師到底要怎麼替自己辯護才會讓檢察官相信？難、真的很難，所以知道為什麼「有錄不知誰死誰手，沒錄只能死於病人之口」了吧。

　　這個案例，如果真要找出可以讓牙醫師更不容易被找麻煩的方法，老鄧認為就是落實「四緩則圓」，分開緩、確認緩、自約緩、就是緩，也就是不要當場、當下、當時就拔牙，應該就可以替自己省下更多不必要的麻煩。

同意書的效力

　　常有醫師在問：「簽了同意書後病人還是會告你啊，那有簽跟沒簽不是一樣，根本就沒什麼差別？」錯了，因為至少有以下幾點差別：

（1）首先，簽同意書的目的絕不是因為簽了之後，病人就不會告你，因為提告是病人的權利，反而是因為有簽同意書，萬一病人告你，自己才拿得出保護自己的書面證據。

（2）依法該簽的同意書但病人沒簽，例如 92015、92016 及植牙，在處置前就必須同時簽手術同意書及牙科麻醉同意書，如果被檢舉或稽查到沒簽，就會被衛生局開罰五萬，所以如果不想跟荷包過不去，有簽就省五萬。

（3）再來便是刑、民事的問題，在刑事方面，目前法院判決的趨勢，似乎大多會以你的醫療處置是否符合醫療常規來論斷過失責任有無，比較少單純以同意書有無簽立來判定過失與否，但不要會錯意，以為沒簽一定沒關係，因為只要該簽沒簽，病人絕對會找你麻煩及一直把它當作你有過失的依據來吵。二

來，萬一沒簽同意書，當你面對檢察官或者法官時，得花更多精力來證明你有告知，因為這還是會有機會影響他們判定的心證，所以該簽還是乖乖簽。另外在民事方面，同意書該簽沒簽的民事訴訟，敗訴率是非常高的，很多判決是根本還沒機會檢視到你的醫療處置是否符合醫療常規，只因你沒簽同意書而且無法證明自己有告知，就可能被認定是敗訴的原因，因此在民事訴訟上，依法該簽的同意書超級無敵重要，該簽沒簽幾乎就跟敗訴畫上等號（除非你有別的方式可以證明你真的有實質告知）。

（4）最後談談效力的問題，有依法告知及符合告知的程序，例如透過的「四四如意」中的「四不一要」，有「嗯」≠有「好」，有「好」≠有「要」，有「要」≠有「懂」，有「懂」≠有「效」，一定要「確認、確認、再確認」，及「四緩則圓」，分開緩、確認緩、自約緩、就是緩，來確認醫師真的是充分告知後病人才簽同意書，此時病人所簽名的同意書就會產生超級效力，就是當你的醫療處置符合醫療常規，但病人不幸發生同意書上所載的併發症或副作用時，這時的風險會因為有效同意書的簽立，是轉由病人承擔。萬一沒簽，當然就必須由醫師自己承擔，但

有一點還是要注意，就算因為有簽同意書及處置也符合醫療常規，病人需負擔併發症等風險，但不代表你之後就沒責任，風險出現的後續處置、急救或者轉診，還是必須依法落實，否則醫師還是可能有過失法律責任。

多寫「F/U」的重要

就算拔牙前已告知拔牙的風險，不代表萬一真的發生術後感染，病人就不會告你，而且一被告，你才知道原來檢察官會查這一些你壓根不會覺得重要的地方。舉個實際案例，病人因左下智齒疼痛到北市某診所接受根管治療，但因病人疼痛一直未改善，於是要求牙醫師將該牙拔除，但拔完後出現下顎骨左側齒源性囊腫的問題，因而需住院治療，出院後病人當然就是去告牙醫師，用「未教導術後照料方式及追蹤拔牙」導致術後感染為理由提告。但你一定沒想到，為了先確認病人感染是否因診所器械消毒不完全，檢察官竟是先調閱了該診所的「器械消毒滅菌監測記錄表」，你沒看錯，就是「器械消毒滅菌監測記錄表」，沒想到這份表單竟然會在這時候展現重要性了吧！還好平常診所消毒工作有落實，於是因手術器械用品消毒不全導致感染的可能，就率先被排除，要不然單單這點就可能先讓診所在被告過程中陣亡。另外想當然，診所方面一定是

跟檢察官說，術後衛教及追蹤都有說及有做，而檢察官當然還是一定會問一句老話，證據呢？照理說，牙醫師對於拔牙後的病人，至少都會有口頭術後告知，但真要你舉證時，一時之間真的還沒幾位牙醫師舉得出來，因為通常大多都有說，但很少牙醫師會在病歷記載有告知或者內容，也許有些院所會印製拔牙術後需知的衛教單給病人，這是個很棒的方式，只是會有另一個問題，你怎麼證明這張衛教單有交付給病人？最好的方式當然是在病歷記載「已給病人衛教單」，真的還不放心，就請病人在病歷旁簽名（如果診所是用電子病歷，可以考慮做本手冊專門給病人簽收用）。再來，病人一直說牙醫師告知他牙痛會痊癒，而且沒有通知他回診，怎麼證明？還好，診所手寫病歷上真的剛好有用手寫「F/U」這兩個字，一字值千金的兩個字，就因這兩個字的出現，檢察官因無法排除牙醫師實際上有請病人繼續回診追蹤的可能，所以最後不起訴。

所以各位牙醫師，應該可以感覺「病歷用時方恨少」的重要了吧，少寫可能省時間，但真有需要時，少寫卻會害你花更多時間……被找麻煩及被告的好幾十倍時間。

另外手術同意書建議不要單純只有在醫師簽名欄簽名，盡量不要整張乾淨空白，至少在內容部分要勾選、畫線或者手寫加註重要事項，以證明自己有說到及有提到，

甚至可以請病人在畫線處簽名，證明真的有特別提醒這部分，術後照護的説明能有衛教説明單當然更好，術後約診建議一定要約，病歷更要記載，萬一最後病人沒來，至少你有約回診的記錄，這樣才能替自己省時、省事及省麻煩。

他山之石──訴訟案件分享

接著再透過一些實際案例，看看病人喜歡用什麼說法或理由告牙醫師，另外同時也可以想想看，以下這些案例如果是你遇到，你可以怎麼做的更好，不僅讓自己可以拿得出證據，替自己省下不必要的麻煩外，還能讓病人想告都難告的成。

1. 未積極處理發生的不良預後（臺灣苗栗地方法院刑事判決99年度訴字第797號，臺灣高等法院臺中分院刑事判決101年度醫上訴字第1720號，最高法院刑事判決105年度台上字第805號）

家屬提告內容

病人被診斷為慢性牙根尖膿腫，牙醫師本來要切除其左下第三大臼齒處息肉，牙醫師依其醫療專業在切除該息肉前，本應注意仔細評估病人當時之身體狀況，且依當時之診治環境，並無不能注意之情事，竟僅憑病人表示血壓及身體均正常，未再仔細評估下，即

施打麻藥並用電燒切除左下第三大臼齒處息肉。因該切除息肉處出
血不止，而再回至診所求診，但牙醫師對於異常出血仍沒有仔細評
估，反而將左下第三大臼齒拔除，並縫合 1 針後，即讓病人離去。
於同日晚上因流血不止而再回診，經檢查後，認係正常現象再讓病
人離去，但當日晚上又因流血不止再返回該診所，經另一位醫師診
視後，發現可能是因血液問題暫時止血後建議轉院，乘坐救護車到
醫院急診，待到隔日凌晨離院。但同日上午又經救護車再送至醫院
住院治療，但仍於一星期後，因急性白血病、肺炎、呼吸衰竭不治
死亡。

檢察官起訴牙醫師「過失致死」

　　醫審會鑑定報告，牙醫師未仔細評估病人之身體狀況即為其拔
牙，其等對於拔牙前之評估確有疏失，且對於病人之存活時間確有
影響之事實，以過失致死起訴。

案件判決

　　經最高法院駁回上訴無罪定讞。

（1）高等法院無罪理由

　　檢察官所提出之證據，僅足證明牙醫師未詳加評估病人口內異
常流血之情形，即安排並遂行拔牙，均具有過失，但病人另因本身
為急性白血病之末期患者，經住院多日治療後，雖發生死亡之結果，
惟尚難證明其死亡結果，與牙醫師之先前過失行為具有因果關係，

尚有合理性之懷疑，依照法條及判例意旨之說明，應為牙醫師無罪
判決之諭知。

（2）最高法院駁回檢察官上訴理由

　　病人死亡之原因確為急性白血病、肺炎，雖因拔牙造成牙齦反
覆出血之現象，然依醫審會所指，白血病之治療並不會因有無「拔
牙流血不止」情形而異其治療方式，白血病病人如發生拔牙流血不
止情形時，要立即進行局部止血，同時進行血液檢查，並給予輸血
治療，然基本上仍須針對白血病予以治療，如發生緊急狀況大量
出血不止，則須考慮嗆到之可能性。從而，病人於醫院主要係治療
其所罹患之急性白血病，病人雖有因拔牙造成反覆流血之情形，僅
需給予止血及輸血治療，並無證據足以證明病人之牙齦出血現象造
成其發生吸入性肺炎，病人之肺炎既係因免疫力低下、感染所致，
且其感染與拔牙手術之傷口是否相關，亦乏證據證明，自難認病人
之死亡與牙醫師 2 人之行為間有相當因果關係；依檢察官提出之證
據，僅能證明病人於上揭時間經牙醫師安排實施拔牙後，嗣因急性
白血病、肺炎、呼吸衰竭死亡之情，然客觀上尚未達到使通常一般
之人均不致於有所懷疑，而得確信牙醫師確有業務過失行為致被害
人死亡之程度，而有合理懷疑之存在等情，說明如何無從獲得有罪
確信。

老鄧的看法

這案子從 2008 年發生，一路打到最高法院，總共歷經 8 年之久，可以想像這兩位被告過失致死的牙醫師的壓力有多大，老鄧說過自己對於法院任何判決的看法，一不評論與評價，二不論斷專業部分，因為這些對醫師的幫助有限，法的方面評價再多，檢察官或法官也不會聽我的，而專業部分每位醫師及鑑定醫師常常都有自己的看法，誰也不認為誰講的醫療常規一定對，因此老鄧對於判決，習慣從「如果下一次再遇到類似案例，怎麼做會比較好」（或者是說被告後，自己如何更容易找到可以保護自己的證據）的角度切入，以下就是我的看法。

「病人無病史卻發生異常症狀時，醫療常規上必須警覺安排複核確認，始行拔牙手術。被害人有連續二日流血不止之異常出血情況，經電燒止血後，仍反覆出血，即應先抽血作全套血球計量、凝血檢查及肝功能之檢驗，不適合立即拔牙。被告兩人之醫療專業診斷及拔牙治療行為，導致被害人之病情急速惡化，最終發生死亡之結果，縱使不構成業務過失致死罪責，亦有過失傷害罪責。」，這是檢察官上訴的理由，雖然沒被最高法院接受，但並非就是不值得參考，今天換作是你，做了息肉切除的處置，病人一直流血異常，你會選擇直接拔掉，還是有警覺性的確認後，才考慮做其他處置，也許病人最後一樣可能發生不幸的結果，但對於被認定你有無過失的機率，是不是就可能更低了？換個角度看，如果直接拔，或者不急著拔先再確認一下原因，兩個選擇，一個可能會有八年的訴訟過

程，一個可能就算被告，可以將訴訟難度大幅降低及訴訟時間更短，
你會想選擇哪個？

2. 太晚開轉診單，家屬求償80萬元精神慰撫金（臺灣彰化地方法院民事判決102年度醫字第8號）

病人家屬提告內容

　　因牙齒動搖疼痛前往診所看診，牙醫師以 X 光檢查後，診斷牙髓炎，但病人未簽署手術同意書，既將 48 牙齒拔除，並預約回診，回診時傷口未癒合，連續兩個月內回診五次，回診時傷口均未癒合，其中兩次還進行 X 光檢查。於 2011 年 8 月 31 日病人之女陪同回診，特別詢問牙醫師：「父親傷口為何超過二個月還一直無法癒合，是否為不好的細胞？我看到電視報導有一個小朋友拔牙，後來發現是口腔癌」，牙醫師回答：「不可能，傷口有在癒合，只是速度比較慢，家屬不用擔心」，並進行 X 光檢查及預約回診。而 2011 年 9 月 5 日至診所看診洗牙，再度詢問傷口未癒合情形，牙醫師仍回答：「傷口有比較好，不用擔心」。但病人於 2011 年 9 月 16 日回診，傷口仍未癒合，其後於 2011 年 9 月 24 日、2011 年 10 月 3 日、2011 年 10 月 12 日陸續回診，傷口均未癒合。牙醫師並於 2011 年 10 月 12 日回診時說：「拔牙傷口一直無法癒合，是所拔之牙的前 1 顆牙 46 在作怪」，在未經病人簽署手術同意書下，又將病人編號 46 牙齒進行複雜性拔除。惟拔除編號 46 牙齒後，傷口仍無法癒合，且右臉頰更為腫脹疼痛。其後於 2011 年 10 月 15 日、2011 年 10 月

17 日陸續回診，傷口均仍未癒合，牙醫師最後終於在 2011 年 10 月 17 日開立轉診單病人。病人於 2011 年 10 月 20 日轉診至醫院，經醫師檢查後告知下顎牙骨早已蛀蝕，應屬口腔癌，於是提告要求精神賠償。

法院看法

（1）牙醫師有無告知病人要轉診？

詢問證人 A、B、C 都證明牙醫師有告知病人要轉診，雖然病人說如果牙醫師有告知要轉診，病人必會積極處理云云（你看，病人這種說法幾乎都是固定模式）。但法官從就診紀錄，可知自 2011 年 5 月 24 日拔牙後即出現傷口久未癒合之情形，但一直至同年 10 月 20 日始至大醫院就診，在此長達約五個月期間，病人均捨大醫院，而屢至地區診所就診，依目前臺灣醫療環境，就診十分便利，病人對於至大醫院就診檢查乙事，態度顯然消極。最後法官認為牙醫師應有口頭告知病人轉診乙事，只是因病人對於轉診至大醫院檢查頗為遲疑抗拒，才一直都沒去。

（2）轉診依規定是否必需開立轉診單？

如果病患並無意願配合轉診至大醫院，強令醫生開立轉診單有何實益？況依病人所舉之「全民健康保險特約醫院診所辦理轉診作業須知」可知轉診並非強制，且應符合醫療需要，病人既無意願配合轉診至大醫院，即無強令牙醫師開立轉診單之必要，本件病人主

張未開立轉診單有違醫療常規，並非事實。

（3）病人之傷口久未癒合，牙醫師再為拔除編號 46 牙齒，有無違反醫療常規？

因病人主訴骨萎縮及右下智齒拔牙後傷口局部使用竹霜（不要問我，我也很好奇這是什麼）與齒治水，牙醫師診斷為右下第一大臼齒牙周炎，當日手術拔除右下第一大臼齒（即編號 46 牙齒），傷口無縫針，開立 3 天份之抗生素、消炎止痛藥及抗菌劑等藥物治療之事實，有診所之病歷資料為證，自難認此舉有何違反醫療常規之處，病人只憑空臆測，並未提出相關證據證明，自不足採。

綜上所述，牙醫師對於病人所實施之醫療行為均已盡其注意義務，並符合醫療常規。病人主張自難認屬有據。因此請求被告給付精神慰撫金 80 萬元及法定遲延利息，為無理由，應予駁回，一審法院判病人敗訴（之後病人未上訴）。

老鄧的看法

其實這個案件很單純，就是到底牙醫師有沒有建議病人轉診，及什麼時候該建議病人轉診。

（1）證明有建議轉診

其實很多時候，醫師遇到這類病人狀況一定都會建議病人轉診，甚至一直督促病人去就診，但病人如果不想去，通常也會找很多藉口，可是只要病人想告你，更常就會出現「醫師沒有叫我轉

診」這句話，屢見不鮮，但問題來了，醫師只要被告，除了跟法官說自己「一定有講」外，常常拿不出其他證據證明。轉診依照《醫療法》，並無規定需要開轉診單，轉診單開立是規範在《全民健康保險法》裡面，因此證明有無幫病人轉診的最好證據，不是口頭跟病人講幾次，也不是到底有沒開立轉診單，反而是病歷，有跟病人提一次就記載一次，有開轉診單，病歷也要記載有開轉診單，如果發現這病人的狀況特別，務必更積極，每次都問病人有無去轉診院所就醫，來一次、問一次、病歷就記載一次，相信老鄧，這習慣可以保你在許多意想不到的糾紛處，安全下莊，真的很重要。

在這個判決中還好牙醫師的病歷有記載，「（1）100.06.22：CC：pain persistent。MENO：pt decline for referal。（2）100.08.17：MENO：pt reluctant for referral。（3）100.10.12：CF：other lesion？suggest pt the urge for going to hospital for check up。（4）100.10.15：MENO：referal really needed and inform pt the need for referal since wound not healing」，可以證明醫師真的有講（還記得應記載事項「inform」、「mistake」、「yes」、「no」，這病歷就告訴你，這四項的重要，特別是病人拒絕時），再加上證人的證詞（所以平常真的要好好善待工作夥伴），法官最後認為牙醫師有建議及告知病人應轉診。

（2）什麼時候該建議轉診

這案例中病人總共在這診所看了五個月的牙後，牙醫師才開立

轉診單，雖然依照病歷記載，之前牙醫師就有口頭建議病人轉診，但病人認為只有最後一次 2011 年 10 月 17 日就診的轉診單才是真正轉診，因此認為牙醫師有延誤病情。本來 2011 年 5 月 24 日拔完 48 後，傷口觀察了快四個多月未癒合，雖然 2011 年 8 月 17 日有口頭建議病人轉診，但病人拒絕，一直到 2011 年 10 月 12 日傷口還是沒癒合，竟然又再選擇拔除 46，其實不會有人跟老鄧一樣覺得這樣的處理程序有點自找麻煩嗎（也許這位牙醫師有自己的看法與考量）？前一個傷口未癒合的問題還沒解決，竟然又處理另一個問題（雖然最後 46 拔除被認為有符合醫療常規，但真的有必要如此嗎？），然後在拔完 46 的五天後，發現傷口還是沒癒合，才開立轉診單。老鄧真的覺得本來事情可以不需搞得這麼複雜，拔完 48 後，如果傷口經過了一段時間都沒癒合，應該就要有警覺性，警覺應建議病人轉診及警覺病歷要記載有建議轉診，這時該做的是更「積極」建議病人轉診，而且期間應暫停其他處置，如果病人一直不配合，應該告知病人可能嚴重性（鑑定報告也提出一樣的看法，醫師應告知其不轉診之嚴重性，並停止治療），而且病歷一定要記載這時的告知內容。如果真的有確實這樣做，萬一真的還是被告，至少應該能更有信心應付這訴訟，因為法官想要問的答案，你都有證據可以提的出。

03
有效告知 + 醫療常規 = 拔牙安心

 案例

　　病人李小姐，因為感覺右下最後面牙齒這幾個星期來一直疼痛，而且吃東西的時候會酸酸的，於是決定到公司附近的「好習慣牙醫診所」先找醫生看看。掛完號後，診所由郝醫師負責幫李小姐看診，郝醫師聽完主訴並拍攝X光檢查後，告訴李小姐牙痛主要是因為右下第三大臼齒（智齒）往前傾斜，不易清潔而造成感染，而且還導致右下第二大齒有蛀牙，當下除先需填補蛀牙，建議同時拔除右下顎智齒，避免將來還是容易造成發炎及蛀牙，李小姐表示，先填補蛀牙，拔牙之後再說，但因返家後仍覺得還是不太舒服，於是一星期後決定到「好習慣牙醫診所」接受智齒拔牙之處置。

　　拔牙前，護士拿手術同意書叫她簽，然後郝醫師僅告知術後如果會腫脹要冰敷、口水要吞，不要緊張，有那些反應都是正常的，拔完後，郝醫師交代明天要回診確認傷口狀況。回家後李小姐依囑咐冰敷，但右下側嘴唇、下巴、牙齦右半邊舌頭一直處於麻痺、僵硬狀態，沒有知覺，隔天依約回診時，心急的向郝醫師說自己麻痺

的狀況。郝醫師跟她說有千分之三的人會這樣，症狀之後會消退，不用擔心，而且傷口恢復很好，可以放心吃東西了，記得清潔及繼續冰敷，第三天後可以開始熱敷等，然後就幫她洗牙，又開了 3 天抗生素及預約一週後回診拆線。回家後李小姐以為只是麻藥沒完全退，但右臉卻越來越腫，麻痺狀態也持續，於是又打電話至診所詢問，牙科助理回說這個狀況正常。一星期後回診拆線時，除了有些消腫之外，其餘症狀都不見好轉，於是再向郝醫師抱怨身體狀況，這時郝醫師才告知那可能是拔牙時傷到右下齒槽神經，通常 6 到 9 個月會好，叫她不要擔心，那只是感覺神經，不是運動神經，不跟別人說，別人也不發現，且因為診所無法開立維他命給她，所以叫她自己去買合力他命 F50（維他命 B）吃。之後李小姐因右下唇區麻木感覺遲鈍之症狀不僅沒改善，還感覺更沉重、緊繃及對冷熱特別敏感，右下齒頸咬合時也不舒服，她越想越生氣，認為這一切都是郝醫師造成的，除了拔牙前不僅沒解說清楚外，還隨便就叫她簽同意書，決定提告。

做對三件事，不怕醫療糾紛

一、告知

　　《醫師法》《醫療法》及《病人自主權利法》都有規定，診治病人時，應向病人告知病情及醫療選項，而且病人有權知道預後情形、可能之不良反應及選項之可能成效與風險預後。

　　拔除智齒，特別是單純齒切除術（92015）或複雜齒切除術（92106）絕對要有手術同意書及牙科麻醉同意書，而且依規定須先由牙醫師說明後並簽名，再讓病人帶回考慮願不願意承擔這些拔牙風險，包括如果同意拔除，再請病人打電話來約診，記得，最好是請他自己打來約，還記得「四緩則圓」，目的是因為發生醫糾或訴訟時，想要證明病人有懂不容易，讓病人找不到不懂的藉口，反而比較容易可行，到底是哪四緩？

分開緩

　　告知同意書及手術同意書，如果可以，最好分開不同時間給病人，因為法院認為，病人先被交付告知書可以有足夠時間先了解，手術前再交付手術同意書，如此一來病人就絕對有足夠時間可以考慮及了解，到底要不要及願不願意接受這手術。

確認緩

有判決認為，醫師解說完並先在同意書上簽名，再交付同意書讓病人帶回考慮，盡量不要當下直接就安排手術住院時間，而是應再約一次門診來確認病人是否真正了解後，再安排住院手術。

自約緩

當醫師簽完手術同意書後讓病人帶回考慮，如果可以，最好不要直接幫病人先約診，而是讓病人自己真的想清楚及理解後，願意要做，自己再打來約診，以免日後病人可能會說「我聽不懂解說啊，醫師叫我來拔，我當然就只好來啊。」

就是緩

從交付告知書、簽完手術同意書到安排手術，就是要給病人足夠考慮的時間，盡量不要當天、當時、當下，一解說完就做手術，因為能給病人足夠的「猶豫時間」，是證明有充分告知的輔助利器。

而拔完後傷口的照護及注意事項，也是告知及處置的重點，特別是若出現同意書上的併發症或副作用，一定要妥善處理及應對，絕對不要因為同意書上有寫，就以為院所沒責任，更不要以為沒責任，所以就不需跟病人多講，甚至還隨便敷衍病人，別忘記，該講的永遠都該講、多講、重複講。

告知過程，除了透過影像方式（Ｘ光片、電腦斷層）解說外，不妨加上手繪圖示在病歷上的方式，讓病人更容易理解，也可以讓

自己多一個證明有告知的證據。

二、病歷

《醫師法》第 12 條第二項有關病歷記載規定中的「其他應記載事項」，就是老鄧一直強調所謂「法律上病歷」的記載重點，包括了需記載「inform」、「mistake」、「yes」、「no」這四大要項。

同意書經牙醫師說明完後，通常建議由病人帶回考慮，如果願意接受手術再請病人打電話來自行約診，這些也請記載在病歷上，甚至如果病人打來約診後的就診，病歷主訴也可記載病人打來約診要求拔牙。

拔牙後如果出現併發症，特別是術後疼痛、腫脹、感染或者是神經麻痺，雖然內容早已告知病人並獲得病人同意後施作，甚至病人也簽署同意書，在法理上，如果拔牙有依照醫療常規處置，理應由病人承擔這些併發症，但請注意這不代表你就可以不需協助後續處置，包括開立藥物積極感染控制，或者無法處理時的積極轉診，這些事如果你因疏忽未積極協助防治或處理，導致本來的併發症更嚴重，甚至危及生命，那麼這時，你還是可能會有過失的法律責任。因此這些後續的處置記載就相當重要，不管是積極治療或者適時建議轉診的記載，都才是能證明自己有告知及有做為的證據。

三、錄音

萬一你真的有講，但你的病歷又真的忘了記載，這時只能指望

自己沒忘了要錄音或錄影，因為有錄不知誰死誰手，沒錄只能死於
病人之口。

老鄧
給個說法

如果怕告知程序會有漏洞，從「四不一要」到「四緩
則圓」的「四四如意」，是告知及或者簽立手術同意書程
序的最好順序及方式，因為每次面對訴訟要證明病人有懂
不容易，所以只好讓他找不到不懂的藉口，才是在法院攻
防「有無告知」的不輸之道。

針對拔智齒造成病人下顎齒槽神經之傷害，依照幾件
不起訴處分書的意見整理後發現，通常只要牙醫師術前
有善盡告知義務，及有效簽立同意書（也就是「四四如
意」），再加上拔牙過程有依照醫療常規，萬一真的不幸
發生病人神經傷害，目前似乎都是以不起訴處分結案。也
就是說，如果有落實告知及簽同意書程序，加上拔牙過程
是依照醫療常規（絕不要以為自己有確實告知，反正出現
麻的責任是病人要承擔，手術過程就亂挖、亂拔、亂切都
不會有事），那麼真的出現病人術後神經被影響，你的心
裡就可以有譜，自己被起訴的機會有多少，及面對在跟病
人處理或談判時，心裡也才能更有底去應付。

　　拔牙造成神經麻痺的不起訴書中，檢察官常引用的說法或理由為，「若病人確有下齒槽神經損傷，依據醫學文獻，下顎第三大臼齒在拔除過程中，是可能有下顎齒槽神經之併發症，其暫時性傷害之發生率 1.3 ～ 4.4%、永久性傷害之發生率為 0.33 ～ 1%，發生案例中，有 62% 以上為牙根緊鄰下齒槽神經，如同本案例之情形，且本案尚有牙根彎曲，實屬於困難拔牙之病例，因此，本件醫療行為，若確有造成下齒槽神經損傷，係手術可能之併發症，尚難認為有疏失之處。」，另外「取出牙根時致使神經拉扯而產生麻木感，是醫療上可能發生且無法預防之併發症。因此，病人之下唇如確有麻木情形，又此為常規醫療行為上，係可能發生且無法預防之併發症。」，由此可知，只要有落實告知程序、簽立同意書，依照醫療常規拔牙，及妥善術後處置，通常這樣一來比較容易及有機會在這類案件平安過關。

他山之石——訴訟案件分享

　　透過一些實際案例，對於拔牙的處置，看看牙醫師會在什麼狀況下被告，另外也想想看這些案例如果是你，怎麼可以做的更好，讓自己拿得出證據，替自己省下不必要的麻煩。

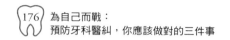
1. 牙醫師事前有告知，且病歷有記載

病人提告的理由

　　牙醫師為病人進行智齒拔除手術時，應注意避免傷及病人之神經，竟疏未注意，連續施打麻醉針 6 支在病人之下顎，導致病人下顎神經遭受傷害，造成下顎、下唇麻痺及口腔咀嚼有酸麻之感覺，迄今仍未改善，被告顯有醫療疏失。

不起訴的理由

（1）病人就診當日，牙醫師就注意到病人牙根壓到神經，並告知智齒非常難以拔除，並可能產生神經症狀（這是 2007 年的案子，那時拔智齒還沒被規定依法須填麻醉及手術同意書），且當日因病人一直感覺疼痛，牙醫師才增加麻醉針之數量，有診所病歷表暨診療記錄可參。

（2）依澳洲墨爾本大學於 1997 年，發表在牙醫雜誌之實驗結果顯示：智齒拔除後，約有 5.2% 之病人有短暫期間下唇側感覺改變，但有 0.2% 之病人有長期下唇側麻木，另 94.8% 之病人智齒拔除後，沒有出現神經併發症，足徵病人所產生之下顎、下唇麻痺及口腔咀嚼有酸麻等症狀，乃係拔除智齒之後遺症，約有 0.2% 之病患可能產生，是縱牙醫師已僅相當之注意，亦難以防止上開症狀出現。

（3）另外依照醫審會鑑定報告，依照所附病歷及 X 光片資料，

病人之左下脣及左下牙齦麻木與左下第三大白齒（智齒）之拔除有關拔除下顎智齒（下顎第三大白齒）極少導致下嘴脣及下顎牙齦永久麻痺，機率為 0.014％至 1.5％（請參見 Br J Oral Maxillofac. Surg. 1992; 30: 78-82），主要是因為智齒的天然位置與下顎神經（inferior alveolar nerve）非常靠近所造成（請參考 Australian Dent J. 1997; 42: 149-52）依據本案手術前 X 光片，該智齒位置與下顎骨神經相當接近，且病歷記載醫師於拔牙前已先告知病人此種情形。術後 X 光片亦顯示該牙齒已完全拔除，該診所亦安排病人轉診至醫院，整體而言，診療過程尚無疏失。

老鄧的看法

只要牙醫師術前有善盡告知義務，及有效簽立同意書（也就是「四四如意」，「四不一要」＋「四緩則圓」），拔牙過程有依照醫療常規，最後術後處置有注意或並有盡轉診義務，萬一病人真的不幸發生神經傷害，目前似乎都是以不起訴處分結案。

2. 沒告知拔智齒會麻痺，刑事再議二次，最後不起訴，民事一審判賠醫療費用3324元＋慰撫金15萬元，共15萬3324元（高雄地方法院 99年度雄簡字第719號）

（一）刑事不起訴

病人提告理由

　　病人接受牙醫師拔除智齒治療，而於治療過程中，牙醫師既已發現要為治療之智齒有齒骨沾粘之情形，而且明知在此等情形下仍拔除智齒，可能發生壓迫神經並導致神經麻木之情形，原應注意告知病人此等情形，而依其智識能力及當時情形，並無不能注意之情事，竟疏未注意並未告知上開情事，而仍繼續以拔除智齒為治療，導致病人受有右下唇區皮膚感覺障礙等傷害。因此病人認為牙醫師涉有刑法過失傷害罪嫌。

不起訴的理由

（1）依病歷記載及術前 X 光片所示可知，病人因右下第三大臼齒牙痛而就診，牙醫師依病人之主訴，診斷為右下第三大臼齒齲齒及冠周炎，並為病人進行右下第三大臼齒拔除，係屬合理可採之牙科治療行為；再病人確有齒骨沾粘之體質，惟術前檢查及 X 光片均無從為齒骨沾粘之判斷，係經施行手術後始得為發覺，就此實難認牙醫師有何業務過失之犯嫌；又雖因齒骨沾粘之手術施行需施以較大之外力，並可能因此產生壓迫神經而導致麻木之情形，惟此實乃個人體質所可能引發之風險，而牙醫師就手術施行之過程並無何與醫療常規違反之處，亦難僅以「神經麻木」之風險實現而遽認牙醫師有何

病人指訴之業務過失犯行。

（2）依病歷記載，牙醫師應於術中始知病人患部有齒骨黏連現象。術前未能判定有齒骨黏連現象，於是先以拔牙鉗方式為病人拔牙，屬正常醫療程序。因牙醫師是在術中發現病人有齒骨黏連現象，經拔牙鉗拔牙後，將牙齒切斷分割，符合醫療常規。而病人之病症符合拔牙之適應症，若停止拔牙，則可能導致持續疼痛或發炎，不宜停止拔牙，且拔牙過程中發現患部齒骨黏連嚴重，將牙齒進行切割分成小塊為合理之處置方式等情，足見告訴人齒骨黏連現象不易於術前藉由檢查或 X 光照射發現，很難認定牙醫師術前有未盡注意義務之疏失。又雖然在術中發現病人之牙齒難以拔除，只是當時若停止拔牙甚可能導致持續疼痛、發炎，實務操作上認為不宜停止拔牙。是依當時情狀改以切割牙齒方式繼續拔牙，縱然是為了顧及聲譽，但也合於正常醫療處置措施，雖然因此造成病人產生右下唇區皮膚感覺障礙之後遺症，仍不該認為牙醫師負有過失之責。

（二）民事病人提告的理由

拔除智齒後造成病人右下嘴唇、下巴及牙齦麻木，此症狀成病人生活上的困擾，咀嚼時經常咬到嘴邊肉或舌頭，造成多次受傷，及精神痛苦。右下唇區麻木感覺遲鈍之症狀約持續二個月，後轉為感覺沉重、緊繃及對冷熱特別敏感，右下齒顎咬合時也不舒服，如此症狀持續至今未復原。牙醫師拔牙到一半才發現不好拔，表示一

開始的判斷有疏失，而且拔牙前有照 X 光，不應判斷錯誤，若拔牙前有告訴病人可能發生上述症狀的風險，病人就不會接受拔牙。牙醫師因過失導致病人受有上述傷害，依民法侵權行為之規定請求牙醫師及其僱用人即被告診所，應連帶給付病人所支出之醫療費用共3,424 元及精神賠償 30 萬元。

法院判賠主要理由：牙醫師無法證明自己有告知

（1）為兼顧醫病間不同利益與立場，法律乃要求病患應先就其患病情形為說明（即主訴），次由醫療機構說明手術成功率或可能發生之併發症及危險，使病患充分知悉實施手術必要性、實施或不實施手術之風險及實施手術可能發生併發症之風險，再由病患基於自己責任之法理，就是否實施手術為決定，並承擔其所為決定之風險。因此，醫療機構或醫師依前開規定所應說明之義務，當限於與手術必要性、手術及併發症風險之判斷、評估有關者為限，其未盡說明義務所應負之責任，亦限於因未盡說明義務，致病患承受手術失敗或併發症之結果。牙醫師所為之拔牙行為，係屬門診手術，自有上開法條之適用。（單純齒切除術或複雜齒切除術的智齒拔除手術，依法在 2011 年以後才強制要填寫麻醉同意書及手術同意書，本案發生在 2009 年，依法不需填，但牙醫師需證明自己有告知）。

（2）牙醫師堅稱在拔牙前有徵詢病人之同意，且依據病人之前拔

過智齒之情況，若有問題應會提出；自己體質方面的事情，應該自己告知牙醫師；牙醫師判斷病人的情況，認為拔智齒應該不會有什麼風險，所以沒有特別提到拔智齒的風險等語。牙醫師固依作為術前評估之資料，判斷病人之右下第三大臼齒之拔除發生後遺症之風險極低，但既不能排除該患齒具有術前無法發現之齒骨沾黏情況，應不能僅以術前所為之檢查而斷定該患齒之拔除幾無風險，而未為任何風險告知。病人因拔除該智齒造成神經損傷，導致右下唇區感覺異常，且自術後迄本件言詞辯論終結時尚未完全痊癒，此傷害尚難謂輕微，病人一直說牙醫師術前有告知上述風險，其就不會接受拔牙，亦屬常情。是牙醫師於拔除該智齒前未為風險告知，應屬未盡告知義務，病人因拔除智齒造成神經損傷，與牙醫師未盡告知義務確定有因果關係。

老鄧的看法

（1）手術同意書是告知的書面紀錄，萬一真的沒有簽或者依法不需簽的情況下，對於事前風險告知，怎麼證明你有告知及你告知內容是什麼，對拔牙來說一直都是超級重要的事。

（2）一樣未依規定為告知，在民事上因為侵害病人之醫療自主權，所以最後判賠 15 萬 3324 元。但對於在刑事判定上，就算病人醫療自主權之侵害，不一定表示醫師就是有過失責任，還要以診斷與治療過程有無遵循醫療準則來判斷。醫師於診療

過程中，如未遵循醫療準則致發生死傷結果，就算已經踐行告知同意程序，還是可能有過失。反之，如果醫師事先未踐行告知同意法則，但對於醫療行為已善盡其注意之義務，就不能說未告知與病人之死傷結果，有必然之因果關係。所以本案牙醫師雖未告知手術之風險及後遺症，惟其所採取之手術及治療措施既合於醫療常規，就不能判定為刑事過失。

（3）老鄧常說，多說、多寫，花不了自己幾分鐘的時間，為了省一些時間，就可能花數十倍的時間來打官司，本例從刑事提告，到民事一審判賠（後來未上訴二審），花了快三年，就算看診時多講及多寫要多花 30 分鐘，跟三年比，應該還是算值得。

3. 拔智齒未照電腦斷層，刑事再議一次後仍不起訴，民事一審牙醫師勝訴（臺灣臺南地方法院臺南簡易庭民事判決107年度南醫簡字第4號），二審審理中。

（一）刑事不起訴

病人提告理由

病人因智齒推擠不適，而至診所就診，並於同日進行麻醉切開左下側牙肉拔除左下側智齒手術，牙醫師本應注意病人之左下側智齒神經位置後再為其拔除智齒，且依當時情形，並無不能注意之情事，竟未將病人轉診至大醫院做電腦斷層 3D 圖像確認神經位

置，只以全口 X 光攝影確認智齒與神經位置後，就直接拔除該智齒，導致術後左下顎頰神經感覺異常，於是決定提告牙醫師業務過失傷害罪（刑法 108 年後修法取消業務過失傷害，之後只有過失傷害）。

不起訴的理由

（1）一般而言，病人初次至牙科門診就診時，如果需要，會以全口 X 光攝影或牙科根尖 X 光攝影檢查，以判斷牙齒之相關疾病，但並無須進行電腦斷層掃描 3D 圖像之檢查。視其全口 X 光攝影檢查結果，若是發現牙齒非常靠近神經，須在執行治療前，於手術同意書上解釋清楚且註記完整，並告知其有神經麻痺之風險即可。若病人想更進一步了解其麻痺之機率，須藉由更精確電腦斷層掃描檢查判讀，並不會影響手術方式。本案牙醫師之醫療處置，符合醫療常規。

（2）若是智齒過深，在拔除過程中是有可能傷害到左下頰神經，但術後造成神經感覺異常，除手術過程中牙齒移出時會有可能傷及外，術後傷口腫脹及血塊亦會造成神經受損之可能性。故本案病人神經感覺異常雖與拔除智齒有關，但此為手術無法避免之併發症，牙醫師之醫療處置，符合醫療常規已如前述等語，

（3）且相關醫療說明及手術麻醉同意書，亦均經病人簽署，而且牙醫師依醫療常規為病人拔牙及事後處置，因治療的過程，

均有可能因為個人體質的差異，對於治療方式反應各有不同，以至於病情的變化亦因人而異，牙醫師在面臨到各該狀況時，自應依其專業知識及經驗，作最有利於病患的處置，如已合於醫療常規，縱發生不幸的結果，仍屬不可抗力之事變，應屬意外，尚難令牙醫師負過失責任。

（二）民事一審牙醫師勝訴

病人提告理由

除了刑事部分已提起的內容外，病人還主張，牙醫師根本從未告知自己牙齒離神經近，以及可能會有麻痺的症狀，而且對於一般病人而言，根本無法了解醫生病歷上圖示表示的意義。經過一年多到處求醫都未見改善，於是決定提告。

一審法院的看法

針對病人在刑事未提出的問題，法院再度送鑑定，其中詢問醫審會對於病人簽名之病歷，能否得知病人於手術前已知悉手術風險？或需參照病歷內之其他資料（牙醫師辯稱病歷有記載已告知）？又病歷資料上之記載文字，病人主張較為簡略，則該文字記載是否與一般手術同意書之風險說明內容效用相同？，醫審會意見為：依病歷資料，其上記載「有同意並開刀。拔此顆牙完成。（病人親簽）」，其上雖未記載手術風險，然依病人之病歷首頁可知，牙醫師已在手術前將其手術風險告知病人，且以示意圖告知神經受

損之可能性，其同意欄亦有病人親自簽名，故與一般手術同意書之風險說明內容效果雷同，因此病人質疑僅依病歷之簽名同意，認為牙醫師沒有盡風險告知義務，則沒有道理。

老鄧的看法

　　這是件在 2016 年發生的拔智齒案例，所以依法應該要填手術同意書及麻醉同意書，但牙醫師似乎沒有給病人填，只透過口頭、在病歷上圖示告知及病歷上病人有簽名，來主張有盡告知義務，想當然病人一定會以此為題發揮，所幸目前的鑑定報告似乎認為此種告知是有效告知，且與同意書效力相當，但話說回來，如果願意依照法律規定填寫同意書，並且再輔以「四四如意」及「四緩則圓」，至少在這部份就可以直接甩開病人糾纏，不用為了證明自己真的有說、有做、有注意而徒增不必要困擾。

　　之前說過同意書是告知的書面證明資料，依規定要填同意書，如果沒填，依照《醫療法》會被罰 5 萬，但這是行政法罰鍰，而不是沒填同意書就代表違反刑法或者民法，因為刑法是以醫療行為有無違反醫療常規來論斷，而非只以有無同意書判定。但沒填同意書對於民法而言，為了證明自己沒有侵害病人自主權，醫師便須證明自己有盡告知義務，有同意書當然比較好證明，如果沒有，就只能盡洪荒之力來證明自己有講、有做，但這證明絕不是你在法官面前侃侃而談的跟法官說，你有告知，就有用。也不是事後才告訴病人，這本來就是可能會發生的併發症，誰來拔都有

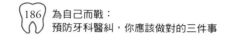
可能，就有效。因為法官看的就只有證據，拿得出來，法官會信，但如果有辦法沒同意書也能讓法官相信，那麼當然沒有同意書也沒關係，但相信我，那真的、真的、真的不容易，最好別輕易嘗試，因為不是每個人運氣都能像這案例這麼好。

04
拔牙前需注意及告知鄰牙狀況

 案例

　　病人李小姐，因為感覺右上最後面牙齒這幾個星期來吃東西的時候會酸酸的，於是決定到公司附近的「好習慣牙醫診所」先找醫生看看。掛完號後，診所由郝醫師負責幫李小姐看診，郝醫師聽完主訴並拍攝 X 光檢查後，告訴李小姐牙痛主要是因為右上第三大臼齒（18）往後傾斜不易清潔而造成感染，建議拔除右上顎第三大臼齒，避免將來還是容易造成發炎及蛀牙，李小姐想想也對，於是同意拔除這顆牙，但在拔牙時，李小姐發現郝醫師似乎是因為拿器械頂來頂去，結果把她要拔這顆牙的前面那顆牙也就是第二大臼齒（17）的牙套頂鬆脫，結果牙拔完，牙套也掉下來，這時郝醫師淡淡的表示，17 牙套會鬆脫，最主要是因為牙套裡面蛀牙本來就蛀的很嚴重，下次回診，會再幫她黏看看，當下李小姐想想：「好吧，應該黏一黏就沒事了。」三天後回診，郝醫師說：「傷口還不錯，我今天會幫你把那顆假牙黏回去，黏完後半個小時不要吃東西。」沒想到，這竟是噩夢的開始。

隔天李小姐吃午餐時，面對她最愛的滷肉飯，想說終於可以放心大口吃它了，沒想到一口咬下「奇怪，這滷肉飯怎麼這麼硬？」結果一吐出來，竟然是她的牙套。於是當天下班，立刻跑去找郝醫師，郝醫師說：「你這顆牙原本裡面就蛀的蠻厲害，我幫你再黏看看，但你吃東西要小心，不能吃太黏的。」李小姐想說，可能是自己太貪吃，加上滷肉飯滷得太夠火候，被煉出的油脂，黏牙、黏舌、黏唇。隔天吃下午茶時，拿起她最愛的起司蛋糕，心裡想，這總不會算太黏了吧，一口咬下「奇怪，這蛋糕怎麼也是硬硬的？不會吧……」結果牙套真的又掉下來了，這時李小姐心中已經有點不高興，但還是覺得可能是她自己使用不當的關係，於是當晚又去讓郝醫師幫她再重黏一次。隔天早上吃早餐時，想說「吃個荷包蛋總不會有問題吧？」結果一口咬下，竟然牙套那顆牙大痛，更慘的是牙套又再掉下來，這時李小姐真的忍不住了，怒火中燒「這也太誇張了！」於是立刻衝去找郝醫師，滿臉不耐、怒氣沖沖的質問他，為何她的牙套不僅一直掉下來，現在竟然連咬都不能咬？沒想到郝醫師瞄了牙套一眼之後，竟比她還更不耐煩、更大聲的說：「小姐，妳這顆牙原本裡面就蛀的很厲害，我已經很盡力想幫妳黏起來讓妳試試看可否再使用，但真的黏不住我也沒辦法，會痛就只能重治療、重做牙套或者拔掉。」李小姐這時更火大更大聲地咆哮：「什麼叫這顆牙蛀的很厲害？原本沒有拔牙前，這顆牙的牙套好好的，我怎麼吃也都沒掉過，更不要說有什麼不舒服的狀況，結果被你拔完牙後，不僅一直掉而且還會痛，這不是你造成的嗎？拔牙出現問題，

你不僅不負責，還把責任推給我，不管，你要負責還我一顆可以用的牙，要不然我會提告！」結果郝醫師竟回：「要告去告，本來就是妳自己牙齒的問題！」回家後李小姐越想越生氣，順手還查了健保 app，竟然發現每次去黏牙套，不僅被收了掛號費，還被申報了沒有做的補牙及洗牙，於是決定真的要提告。

做對三件事，不怕醫療糾紛

一、告知

拔牙前，別忘了病人對於要拔這顆牙的病情、醫療選項及各選項之可能成效與風險預後，病人有知情之權利，而且還有選擇與決定的權利。

還有一個很重要需告知的事項，就是告知病人要拔那顆牙前後或者鄰近牙齒的狀況，包括從 X 光片的影像可以看出的問題，一定、一定、一定要在拔牙前告知，很重要所以說三次。例如建議要拔的那顆牙，鄰牙鄰接面有蛀牙，一定要先告知，因為有可能需被拔的那顆牙被拔後，本來病人看不到、沒發現或者沒症狀，緊鄰的前後牙鄰接面蛀牙露出，導致拔完後反而可能會感覺敏感或痠痛。再或者鄰牙牙周狀況不好，雖然牙周或許早已不太好，但病人就是沒感覺有搖動、沒感覺有症狀，甚至都還可以正常使用，卻有可能在被

你拔掉牙後，病人反而感覺這些牙突然變的會酸軟、會搖動、咬起來沒力，甚至搖到不能咬東西，這些如果不早說，將來絕對是大問題。

　　最後一定要注意，如果要拔的那顆牙前後有牙套的話，絕對、絕對、絕對，要事先告知病人，牙套可能因為已經使用比較久，或者雖然從 X 光無法明顯看出，但萬一裡面真的有蛀牙，這牙套可能會在拔牙過程鬆脫，要是真的鬆脫，如果裡面狀況良好，當然可以在拔完後回診時，直接幫病人重黏回去，但萬一牙套脫落後發現裡面蛀的太嚴重，那就有可能得重新治療及重做牙套，最壞的可能是蛀的部分無法治療，只能考慮拔除。這些狀況在病人同意拔牙前，必須先告知，如果病人同意，再來進行拔牙這個處置。因為真的無法保證鄰牙不會被影響，所以要讓病人考慮一下要不要接受拔牙及這些風險。為何要落落長交代這麼多話，因為實在太多慘痛、血淋淋的例子，原本只是因為幫病人拔除一顆該拔的牙，結果卻因沒注意到鄰牙的問題，反而造成無窮盡的困擾及糾紛，實在太划不來。

二、病歷

　　《醫師法》第 12 條第二項有關病歷記載規定中的「其他應記載事項」，就是老鄧一直強調所謂「法律上病歷」的記載重點，包括了需記載「inform」你所告知病人的注意事項，「mistake」特別是鄰牙的狀況及拔完後可能的問題，「yes」病人最後所同意的事項，「no」病人拒絕的事項，這四大應記載要項，絕對不要忘了，

否則很容易有沒完沒了的醫糾。

當拔牙沒有簽同意書時，除了病歷一定要記載外，如果真的不放心，可以請病人在病歷上簽名，表示自己真的有告知，病人也同意。

沒做的處置，真的不要亂申報，病人一查健保 app 馬上知道，而你沒做的處置，為了申報健保，病歷必須記載這些處置，一被發現，不僅詐領健保，還包括觸犯偽造文書，真的不值得為了貪圖這些費用而犯法。

三、錄音

萬一你真的有講，但你的病歷又真的忘了記載，這時只能指望自己沒忘了要錄音或錄影，因為有錄不知誰死誰手，沒錄只能死於病人之口。

拔顆牙，結果可能倒賠一顆假牙或者植牙，說不定還得被告，這種事聽起來很扯也很誇張。但很不幸的是，這真的在牙科執業的生涯中會出現，而且一出現許多牙醫師都百口莫辯，因為對病人而言，那顆牙套真的原本就是看起來好好的在他們的口內啊！所以為了不要讓醫病雙方都

覺得會很困擾的事情，有機會一直重複發生，事前記得「告知」就變得超重要。

　　很多牙醫師碰到這種糾紛都會覺得很冤枉，因為病人需要拔的那顆牙，明明就是留不住、該拔，而被頂鬆脫的那顆假牙，更早就是已經蛀掉或者不穩定，就算這次沒掉，之後隨時會掉，所以掉是病人自己的事，這跟牙醫師有何關係？乍聽之下很有道理，但老鄧常說，碰到醫糾不要第一時間就先想病人哪裡錯，自己哪裡對。的確，也許那顆牙套裏面的真牙狀況很差、有蛀牙、或者早已鬆動不穩，就算這次沒脫落，以後狀況一定也不好，但重點是牙套就是還沒掉下來，病人還是可以用，而且還在用，所以拔牙前你該要做的絕對就是，事前告知及得到病人的同意，就算有牙套的那顆牙Ｘ光看起來沒有任何異常，你還是得提醒病人有可能會出現牙套脫落的狀況，否則等牙套脫落，這時你再跟病人講「這牙本來就不好、本來就蛀掉、本來就會掉」，會發現再多的「本來」，真的本來就沒用，因為這時不僅很難證明自己的清白，更很難自這本來不會發生的醫療糾紛泥沼中脫身。

　　黏假牙，健保署早有函釋是屬自費，健保不給付。今天病人是因拔牙造成的牙套脫落，最好就都不要收任何費用，鼻子摸摸幫他黏就算了，如果真的不甘願，打算跟他

收掛號費及取健保卡號，就請真的有做健保處置再申報，例如真的有洗牙或補牙，或者只申報 92001，就是絕對不要虛報。之前說過現在病人很容易透過健保 app，來查到自己被做了哪些處置，不要一波未平一波又起，一開始沒先跟病人講牙套可能會脫落，病人已經很生氣，一黏再黏卻黏不住一直掉，病人更生氣，萬一最後跟病人說黏不住要重做，病人絕對超級生氣，最後病人還發現你竟然虛報，那就絕對更一定會超級無敵生氣去提告。何苦、何必呢？

總結
os 總複習，預防醫糾該做對的三件事

一、告知

1. 對於治療選項，還有一個非常重要的選擇，一定要記得向病人提「其他可能治療選項」。

2. 拔牙前一定要記得「四不一要」，病人有「嗯」≠有「好」，有「好」≠有「要」，有「要」≠有「懂」，有「懂」≠有「效」，一定要「確認、確認、再確認」。

3. 拔牙的風險，是告知內容中非常重要的一環，特別是在沒

有急迫性的拔牙處置，因為這會影響到病人願不願意及同不同意拔牙的意願，及事後萬一發生併發症的後續處置。

4. 告知過程，除了透過影像方式（X 光片、電腦斷層）解說外，不妨加上手繪圖示在病歷上的方式，讓病人更容易理解，也讓自己多一個證明自己有講的證據。

5. 同意書簽立不要忘了「四緩則圓」，「分開緩」、「確認緩」、「自約緩」、「就是緩」。

6. 如果要拔的那顆牙前後有牙套的話，絕對、絕對、絕對，要事先告知病人可能產生的狀況。

二、病歷

1. 「其他應記載事項」，就是老鄧一直強調所謂「法律上病歷」的記載重點，包括了需記載「inform」、「mistake」、「yes」、「no」這四大要項。

2. 拔牙後續的處置記載相當重要，不管是積極治療或者適時建議轉診的記載，都是才能證明自己有告知及有做為的證據。

3. 對於拔完牙以後的回診及後續追蹤，不僅要說要做，還要約，更要在病歷記載有約診追蹤，不用管病人要不要來，

會不會來，約就對了。

4. 雖然多寫這些，健保不會多給付；雖然沒寫這些，還是符合醫療法規上病歷記載的規範，但多花幾分鐘，多寫幾個字，卻是能讓自己在醫糾處理及訴訟上，省掉很多麻煩及時間的好習慣。

三、錄音

　　萬一你真的有講，但你的病歷又真的忘了記載，這時只能指望自己沒忘了要錄音或錄影，因為有錄不知誰死誰手，沒錄只能死於病人之口。

1. 「法律上病歷」記載有三個最重要的要素，也就是「為什麼」、「給選項」、「提證明」。

2. 牙醫師認為這顆牙留不住或該拔的適應症（indication），是你所學專業上教你的 indication，但這 indication 並不代表就是病人必須接受拔牙的

indication，誠如前面所說的，「告知是醫師的義務，決定是病人的權利」，選擇及最後決定權是在病人，不是在牙醫師或鑑定醫師，更不是書本上所教的標準。

3. 充分告知後病人才簽的同意書，此時這份同意書就會產生一個超級的效力，就是當你的醫療處置符合醫療常規，萬一病人不幸發生同意書上所載的併發症或副作用時，這時的風險會因為同意書的簽立，是轉由病人承擔，但萬一沒簽，當然就必須由醫師承擔。

4. 病歷上有用手寫「F/U」這兩個字，一字值千金的兩個字，就因這兩個字的出現，檢察官無法排除牙醫師實際上有請病人繼續回診追蹤的可能。

5. 拔智齒的安全準則：落實告知程序，簽立同意書，依照醫療常規拔牙，及妥善術後處置。

6. 對於拔牙時鄰牙狀況的事前告知非常重要，特別當鄰牙是有牙套的假牙時，就算那顆鄰牙牙套的Ｘ光看起來沒有任何異常，你還是得提醒病人，拔牙過程有可能會出現牙套脫落的狀況，千萬不要等牙套脫落，你再跟病人講「這牙本來就不好、本來就蛀掉、本來就會掉」，再多的「本來」，真的本來就沒用。

Chapter

5

兒童牙科
Pedodontics (pedo)

01
未成年人拔牙要家長同意

案例

　　病人周小弟在學校口腔檢查時，發現有蛀牙被要求去牙科診所處理，於是周媽媽就帶著周小弟直接去巷口「好鄰居牙科診所」治療，周小弟到了診所掛完號後由郝醫師看診，結果郝醫師一看，周小弟弟才 8 歲，但就已蛀了 5 顆乳齒及 3 顆恆齒，於是安排連續四次門診治療齲齒，其中一次因右上第二乳臼齒出現鬆動脫落之情況，而且牙根已吸收，於是決定噴上麻藥後就直接拔除，再下一次就診時，又發現左下第二乳臼齒又因齲齒問題，牙冠及牙根均已蛀光，郝醫師心想如果不將這顆牙齒拔除，口腔細菌量會過高導致更多齲齒問題，影響周小弟以後牙齒健康，所以又直接拔掉。半年後，周媽媽帶著周小弟，再度拿學校檢查單去找郝醫師檢查蓋章時，郝醫師還是沒有告訴周媽媽，周小弟的牙齒已被拔掉以及需要注意什麼？甚至還問周媽媽，周小弟是否天生缺牙曾到別間牙科拔牙。二年後，周小弟學校檢查時，學校牙醫告知周媽媽，因為周小弟牙齒之前被不當拔除，可能需要裝置固定牙齒空間維持器治療，否則會

影響牙齒排列及清潔，周媽媽一聽，衝去找郝醫師理論，沒想到郝醫師竟回覆她：「我是為了周小弟其他的牙齒好，才拔掉他蛀很嚴重的牙齒，要不然現在連其他牙都也會蛀光了。」周媽媽一聽就更火了，怒吼說當初不僅幫周小弟拔牙沒告訴她，更沒建議她拔牙後可能要裝維持器，害周小弟現在可能因牙齒空間不足的治療造成不便及痛苦：「既然你覺得你沒錯，那就法院見！」

做對三件事，不怕醫療糾紛

一、告知

《醫師法》、《醫療法》及《病人自主權利法》都有規定，「診治病人時，應向病人告知病情及醫療選項，而且病人有權知道預後情形、可能之不良反應及選項之可能成效與風險預後。」

病人周小弟法律上未成年（目前法律規定仍是滿 20 歲才是成年人，不是 18 歲，但 2023 年 1 月 1 開始，18 歲便是成年），所以如果需要治療牙齒，依法必須向他的法定代理人（也就是父母）說明及得到法定代理人的同意，才算符合法律規範。（相關部分亦可參閱《做對三件事，不怕醫療糾紛，改善醫病關係》p.74-80，〈幼有所長，到底誰才算是小朋友的長輩啊〉），所以不管是拔牙、補牙、或者根管治療，最好得到父、母同意再進行處置，千萬不要便

宜行事，認為這顆牙本來就是要治療，所以省掉告知程序，省事的結果，有可能就像這例一樣換來一場原可避免的訴訟。

牙醫師拔完乳牙，特別是顆不是依照本來年紀才會掉的乳牙，譬如周小弟年紀 8 歲，照理說乳牙的第二乳臼齒，應該還沒到換牙年紀，但如果因為蛀牙，不得已需提早拔除，除了事先需告知父母外，別忘了，依法還需告知預後情形，也就是當拔完牙後，評估後如果有需要裝置維持器，以避免齒列空間喪失，不利日後換牙及齒列整齊，這時你不該是以病人的父母會不會、願不願花這費用幫小朋友做空間維持器，來決定需不需要告知病人父母有這個選項，而是依法就必須告訴他們，然後由父母自己決定要不要做。因此你的重點是依法需告知，而不是管病人可不可能做，來決定要不要告知，因為有時候病人雖然就是不會願意做維持器，但若是真的出現糾紛時，家長可能就會說：「醫師如果早告訴我，我們當然會做。」這時你就只能無語問蒼天了。

二、病歷

《醫師法》第 12 條第二項有關病歷記載規定中的「其他應記載事項」，也就是「法律上病歷」的記載重點，包括了需記載「inform」、「mistake」、「yes」、「no」這四大要項，如果有落實，在訴訟時就能替自己省下很多時間。

（1）inform

你有告知病人的病情、治療的選項（拔不拔牙）、拔完牙後的選項（例如需不需要做空間維持器）以及各種選項的風險，這在《病人自主權利法》通過後，應該是每個醫師的日常，這些告知內容，已變成是醫師義務的一環。以本例來說，牙醫師說在幫小朋友拔牙前有告知媽媽，但媽媽說沒有，那怎麼證明牙醫師有告知？當然就是病歷啊！因為應該很少有牙醫師拔乳牙會給家長填同意書的吧。

（2）mistake

乳牙拔除有兩點需注意，就是該不該拔，及家長同不同意拔，這是兩件事。當你依照專業認為這顆乳牙需拔除是一回事，但這時家長沒感覺小朋友牙齒有搖動或認為沒有拔除必要，是另一回事。因此拔牙之前一定要先跟家長說明及確認，特別是有些家長，只要小孩子乳牙沒有在喊痛，就不會認為小孩的牙不好，所以這時更需要事前先說清楚，而且萬一那顆乳牙蛀得很嚴重，還要考慮是否可能拔完會有機會感染或發炎，因此術後的交代及記載是很重要的。

（3）yes

當你有告知家長小朋友的乳牙需拔除，而家長也同意，此時要注意一點，陪小朋友來的不一定就是家長，有可能是安親班老師，也有可能是其他親戚，所以「確認身分」很重要，之前就有幼稚園老師在口檢時，代替家長同意拔除小朋友乳牙，後來牙醫師被提告

傷害罪。請記住，基本上拔乳牙並不是急迫性很高的處置，最好先確認家長知道及同意，病歷也有記載後再拔，真的比較保險。

（4）no

當你有給家長「因為這顆乳牙蛀得實在太嚴重，有可能保留不住，建議應該拔」的選項時，如果家長當下拒絕，千萬不要這樣就算了，而是把病人拒絕或暫時不同意的內容記載在病歷上，因為這些記載內容，不僅除了證明是病人自己不要這些選項外，更代表你真的曾經有告知病人這些選項。別忘了，病歷一定要記載病人所拒絕的事項內容，因為這聲「no」，有可能就是日後醫糾的來源之一。曾有病人家長當下拒絕拔爛掉的乳牙，結果後來小朋友變蜂窩組織炎，回頭告牙醫師，牙醫師當然說他有說，是家長自己不要拔的，問題是「證據」呢？

三、錄音

萬一你真的有講，但你的病歷又真的忘了記載，這時只能指望自己沒忘了要錄（影）音，特別是在兒童牙科，如果可以，治療時盡量請父母就待在旁邊，減少不必要的爭議，還記得「能得同意是最好，只錄彼此沒煩惱，錄音隱私爭議少，醫病關係是王道」，因為有錄不知誰死誰手，沒錄只能死於病人之口。

這是實際案例改編，原判決可以參考：臺灣嘉義地方法院民事判決 102 年度嘉簡字第 425 號及臺灣嘉義地方法院民事判決 103 年度簡上字第 50 號。

1. 時效

不知有沒人注意到，這小朋友是 2011 年 3 月被拔的乳牙，結果家長一直到 2013 年 5 月才知道小朋友乳牙被拔掉而提出民事訴訟，想當然牙醫師那方一定會主張，超過侵權行為兩年時效應該不能提出訴訟，侵權行為是以知道起兩年或者行為發生後十年內需提起訴訟，但家長很聰明，用醫療契約中不完全給付來提告，因為它有十五年時效。如果還是搞不懂沒關係，總之只要有醫療契約發生，病人在十五年內都能告你就對了。

2. 討論時機及空間維持器

對於這案例，相信很多兒童牙科醫師，對於病人主張拔牙的必要性時間點及維持器製作，一定有很專業的見解與看法，而這案例法官在申請做鑑定時，也是問了類似問題，包括拔這顆牙是不是符合醫療常規，空間維持器製作的必要性也被問到，最後經過兩個審級的審判，得到的是，

「可以確定病人乳牙蛀牙情形是相當嚴重的。因此若當時加裝空間維持器，也不能確保空間不足的情形不會發生（因為嚴重蛀牙是可能造成日後恆牙萌發空間不足的），故也無法確認是否能避免日後矯正治療。」也就是說法官認為牙醫師沒有疏失，所以最後判牙醫師勝訴。老鄧說過，各種專業的鑑定大多是交由醫審會鑑定，你怎麼認為是一回事，專家怎麼認為是一回事，醫審會怎麼認定又是一回事，最後法官怎麼認定又是一回事，總之絕不是牙醫師自己說了算，與其需透過時間漫長的官司來證明自己的觀點與做法是對的（如果運氣好的話），為何不養成習慣，一開始就花點小時間，把該講的講、該記載的都記載清楚，當萬一真的上法院時，立刻就能拿得出法官想要的證據，老鄧相信一定可以給自己省下更多時間與金錢。

他山之石──訴訟案件分享

1. 一碰就掉的乳牙

　　小朋友至診所檢查蛀牙，因為爸爸說小朋友下面牙齒有黑點，順便要求全口檢查，檢查後發現只是染色，不是蛀牙，這時小朋友用舌頭頂上方的門牙，2 顆都搖動得很厲害，在乳正門牙的下方已經看到恆齒，於是牙醫師告知小朋友爸爸這 2 顆牙齒應該要拿掉，

不然會影響到咀嚼及恆牙發育。結果就在爸爸還沒回應時，牙醫師用沾有消毒藥水擦全口的牙齒時（這是病人主觀的描述，不要問我這是什麼意思，我也很好奇），沒想到才輕輕碰到，小朋友左上的乳正門牙就自行掉了，再拿棉花鑷鉤住右上乳正門牙，因為搖得很厲害，鉤一下竟然也掉下來了，但小朋友的爸爸認為牙醫師未經他的同意，為賺取利益故意拔除小朋友 2 顆上顎乳正門牙，而且拔除後，還留下 2 顆牙齒的傷痕，導致小朋友心理受到驚嚇，所以到地檢署提告牙醫師故意傷害。

這案子後來不起訴，經過再議被駁回後終結，其中最主要的原因是小朋友爸爸提告的故意傷害，要符合這個罪責，檢察官認為，雖然小朋友上顎乳正門牙確有掉落、缺牙，但刑法所謂「傷害」，係立於生理學之觀點，認為使人之生理機能發生障礙，或使健康狀態導致不良變更者，始為傷害，若僅使外貌發生變更，因為生理機能並無影響，尚不構成傷害。也就是說，牙醫師進行診療時乳牙掉落，小朋友尚未達身體、精神等生理機能之障礙，且換牙乃屬正常之現象，被告牙醫師也未以此牟利，所以不起訴。

老鄧的看法

當小朋友來就診時，有些乳牙真的搖得非常厲害，但最怕的是牙醫師沒有注意到，萬一不小心碰到、掃到、摸到，結果竟演變成「拔牙」，雖然小朋友牙齒搖動是事實，但不代表他一定得被拔掉，只是代表這顆牙「已經適合被拔掉」，因此當牙醫師一

不小心把乳牙弄掉時，專業上也許可以解釋，但法律上或情感上病人不一定能理解，今天因為牙醫師被告的是故意傷害罪，檢察官認為不符刑法要件，所以不起訴，但病人如果告民事訴訟的話，也許結果就不一定了。但重點不是病人告的成告不成，而是不要讓病人這有機會煩你煩的成，既然已經有這先例，應該自己要提醒自己，該小心還是要小心、該注意還是要注意，要不然被告最後就算沒事，也得在檢察官那邊跑一段時間，那感覺可是真的不好，而且是很不好。

另外再舉個類似的例子，曾經有個牙醫師幫小朋友治療完左下第二乳臼齒後，媽媽回去後發現左下第一乳臼齒竟會搖動，但媽媽記得那顆牙本來那顆好好的，於是跑回去找牙醫師理論，牙醫師一臉無奈的說：「我又沒動到那顆牙……」也許是真的跟牙醫師無關，或許那顆真的本來就在搖動；但也有可能真的是跟牙醫師有關，只是牙醫師沒注意到；或者有注意到，但沒跟家長說，總之最後因拿不出證據而百口莫辯，徒增困擾。所以對於來就診的小朋友，第一次如果可以，把全口牙齒狀況先檢查確認，然後跟家長說明後，接著把這些記載在病歷上，再開始療程，免得到時真的出現莫名糾紛，又因沒事先檢查及或沒事先說明，這時又是只能無語問蒼天。

2. 老師說的不算數

李小妹妹今年 6 歲，由幼稚園老師帶領下，要去幼稚園旁邊的「好鄰居牙醫診所」從事戶外教學及參訪，而且還安排院長郝醫師

免費幫小朋友們健檢牙齒，當檢查到李小妹妹時，發現下排乳齒正門牙中有一顆嚴重搖晃，郝醫師以牙醫師專業判斷，認為若不拔除會影響其進食，於是在徵得帶隊老師之同意下，就直接幫李小妹妹拔掉。參訪結束後，李小妹妹回到家，李爸爸發現李小妹妹的牙竟然被拔掉了，於是衝去找郝醫師理論，大聲對郝醫師說：「年僅6歲之幼童是沒有同意能力，而且明知幼童若提前拔除乳齒，將有害未來成齒之發育，你竟在未有得到我們法定代理人同意下，就隨便拔除乳齒，傷害我女兒的身體及之後恆齒齒列的自然發育。」郝醫師說：「我有先問她的老師，她的老師也同意，而且我還沒收她費用，怎麼可以說我故意傷害小朋友的牙齒？」李爸爸說：「不用跟我解釋，去跟檢察官解釋就好。」於是之後李爸爸真的就到地檢署提告故意傷害。

這案子後來也是不起訴，主要的理由有幾點：

（1） 刑法上的故意傷害罪，是要有傷害人之意思並發生傷害之結果者始能成立，再加上幼兒之換牙，係屬成長發育階段之必經過程，單純拔除已搖晃之乳齒，不但符合經驗法則，很難認為會有造成故意傷害之結果可言。

（2） 雖然家長一直堅持小朋友牙齒沒有很搖，但經證人（幼稚園老師）證實當日確實有乳門牙搖晃之情形，但搖晃之程度不清楚，但已夠證明小朋友的乳齒門牙已達搖晃程度，縱使不經人為拔除，依一般人之經驗，短時間內必將自行掉落，所以牙醫師「提前」拔除乳齒之行為，很難說有「自行掉落」

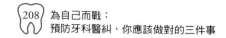

以外之傷害結果可言。

（3） 雖然家長又堅稱，小朋友乳牙被提前拔除，將會造成恆齒齒列自然發育異常，但因無法提出明確證據，所以傷害結果就不能被證明，另外小朋友的自尊心是否因之受損，屬人格權是否受侵害之問題，要告也是屬於民事問題。

案件判決

最後不起訴處分。

老鄧的看法

未滿 7 歲的小朋友在法律上屬於無行為能力人，也就是小朋友不管答應你任何事物，都是無效。譬如你問他同不同意拔牙，他就算同意，法律上也是絕對無效。另外幼稚園或安親班老師，除非能證明被父母授權，否則老師們的同意也是無效的。各位可有發現，這種類似案例家長都是提告故意傷害，但不起訴的原因都是因為被拔掉的這些牙，真的都是在搖動、已經快換牙或者蛀的很嚴重的乳牙，但如果今天牙醫師未得家長同意拔掉的那些牙，不屬於前面所提的種類，那是不是一樣被告後不會被起訴？可就很難說了。總之，只要未成年人需要做任何處置，最好事先告知家長及獲得家長同意，且記載於病歷上，這種糾紛不就很難有機會出現嗎？就算有，牙醫師隨時都可以拿得出證據，如此一來不就可以更不用擔心害怕。

02
拔牙前，確認、確認、再確認

 案例

病人周小弟，由周爸爸帶往「好鄰居牙醫診所」例行檢查，經郝醫師診視後，告知周爸爸，周小弟下顎恆齒的右側正中門牙（牙齒編號 41）已開始萌出，但被下顎乳牙的右側乳正門牙（81）及左側乳正門牙（71）擋住，只是該 2 顆乳牙均未鬆動，為避免將來齒列不正，因此經周爸爸同意後，當日先拔除周小弟下顎的左側乳正門牙（71），並預約下次複診時，再拔除下顎的右側乳正門牙（81）。

結果下次就診時，因為郝醫師臨時有事請假，於是由甄醫師幫周小弟看診，甄醫師沒有事先確認周小弟上次就診病歷紀錄，就直接幫周小弟檢查牙齒狀況後，認為周小弟下顎右側之乳側門牙（82）有妨礙恆牙（41）生長的情形，他覺得應該拔除 82 才不會妨礙 41 的生長，於是在沒有先向周爸爸解釋病情及徵得他的同意下，就直接把周小弟完好的下顎右側乳側門牙（82）拔除，在旁陪周小弟就診的周爸爸一看甄醫師拔完，就覺得怎麼好像拔的不是上次郝醫師說要拔的那顆，於是當場詢問甄醫師：「這次回診不是要拔下顎右

側乳正門牙（81）嗎？」甄醫師當下並沒有解釋及說半句話，只說：「喔。」然後表示麻藥還沒退，還可以再拔除第 2 顆牙齒，於是接著又拔除周小弟之下顎乳齒右側乳正門牙（81），周爸爸氣炸了，當場暴怒說：「你是在開什麼玩笑嗎？怎麼可以這樣亂拔牙？拔錯也沒說半句話，也不道歉，那我們就法院見！」於是周爸爸回去後，真的就直接到地檢署提告甄醫師故意傷害罪。

做對三件事，不怕醫療糾紛

一、告知

《醫師法》、《醫療法》及《病人自主權利法》都有規定，「診治病人時，應向病人告知病情及醫療選項，而且病人有權知道預後情形、可能之不良反應及選項之可能成效與風險預後。」

病人周小弟法律上未成年（目前滿 20 歲才是成年人，不是 18 歲），所以依法必須向他的法定代理人（也就父母）說明及得到法定代理人的同意，再進行所同意的處置，才算符合法律規範。因此不論是拔牙或根管治療，甚至連最簡單的補牙，在進行處置前，都一定要先告知父母並獲得他們的同意後，再開始進行處置。千萬不要便宜行事，認為「這顆牙本來就是該這樣處置，有沒有講都一樣」這可是超級錯誤的觀念，因為告知是牙醫師的義務，決定是病人的

權利，就算你再怎麼認為這顆牙應該如何處理，但最後決定權在病人（或其父母），千萬不要省掉告知程序，便宜行事的結果，有可能就像這案例，最後換來一場訴訟。

　　對於病情解說，「四不一要」的原則，病人有「嗯」≠有「好」，有「好」≠有「要」，有「要」≠有「懂」，有「懂」≠有「效」，一定要「確認、確認、再確認」，特別是未成年的小朋友，在告知牙齒狀況時，當然也可以跟小朋友說明，但最重要的是向家長解釋且經家長同意後再進行處置。如果家長就在現場，一定要請家長進入診間說明，說明完後，最好跟家長再做一次確認，確認他們真的了解你說的、你要做的。更重要的是，下一次就診時，最好順口跟家長（因為有可能今天陪小朋友來的家長跟上次不同人）再確認一次今天要處置的內容，特別是當病人上一次並不是由你看的診（例如主治醫師交代給住院醫師，或者總醫師交代給PGY 或者實習醫師），更是一定要確認、確認、再確認，否則一不注意，就很容易出差錯及產生不必要的糾紛。

二、病歷

　　《醫師法》第 12 條第二項有關病歷記載規定中的「其他應記載事項」，也就是「法律上病歷」的記載重點，包括了需記載「inform」、「mistake」、「yes」、「no」這四大要項，養成習慣記載這些法官除了醫療專業外，最常問也最愛問的內容，在訴訟時就能會替自己省很多時間及麻煩。

（1）inform

就算是小朋友；就算這顆乳牙隨便碰就可能會掉；就算家長看起來好像不是很關心小朋友的牙；就算家長說「醫師你處理就好」，此時身為牙醫師該做的事不會有任何不同，就是在你還沒動手前，把小朋友牙齒狀況告知家長，把你建議的選項及可能預後告知家長，把你要做的告知家長，最後就是把你有跟家長說的重點記載在病歷。因為可能家長這時說：「沒關係，醫師你決定就好」，但萬一下次真的有問題，很可能上次的「沒關係」，會因為你的沒告知，或者有告知病歷沒記載，就變成「大有關係」了。

（2）mistake

當家長對牙醫師的處置，例如乳牙拔除後，如果有疑問時，就算自己再有把握，也不要輕忽，因為你自己認為的把握，說不定就是你的盲點，更有可能你的處置真的有疏失之處，但自己不知道。因此如果習慣用自己反射性的專業思維回應病人，萬一真的有問題，此時的回應，往往會是火上加油的效果。

（3）yes

幫小朋友做任何處置，事先得到家長同意是最重要的事，而病歷要記載家長有同意（甚至記載是父或母同意），則是更重要的事。因為有家長同意的病歷記載，就是你日後萬一發生爭議的護身符，否則你總不能期待小朋友幫你做證吧。

（4）no

　　當你有給家長「這顆乳牙需拔除」的建議及選項，如果家長當下拒絕或者要回去考慮時，千萬不要這樣就算了，這時病歷一定要記載「家長拒絕」，或者「暫時不同意需回去考慮」，絕不是家長不答應後，就當沒這回事。而且除了記載家長不同意拔除外，還要把家長拒絕或暫時不同意的內容記載在病歷上，因為除了證明是家長自己拒絕這些選項的同時，更代表你真的有告知病人（家長）這些選項。別忘了，病歷一定要記載病人所拒絕的事項內容，因為這聲「no」，有可能正是日後醫糾的來源之一。

三、錄音

　　萬一你真的有講，但你的病歷又真的忘了記載，這時只能指望自己沒忘了要錄（影）音，特別是在兒童牙科，如果可以，治療時盡量請父母待在旁邊，減少不必要的爭議。記得「能得同意是最好，只錄彼此沒煩惱，錄音隱私爭議少，醫病關係是王道」，因為有錄不知誰死誰手，沒錄只能死於病人之口。

本案例有類似真實案例，牙醫師後來被起訴，最後和解病人撤告。類似新聞案件也可參考 https://www.setn.com/news.aspx?newsid=5752。針對這類事件有以下幾點建議可以參考，

1. 直接認錯

　　對於確確實實真的就是醫師的錯時，老鄧一直認為最好的解決方式，就是直接認錯，跟病人道歉。雖然老鄧一直不贊成在事實還不明確，法律責任也還沒釐清前，就直接道歉，因為在臺灣現有社會氛圍下，隨口或任意的道歉，往往不會對醫療糾紛處理有絕對正面的助益，有時反而造成更負面的結果。但如果真的就是醫師自己的疏失造成，老鄧則認為，最好當下立刻道歉，並表示因這處置造成的後續，願意負擔該有的責任。因為你犯了錯，道歉及負擔後續應有責任本就是應該，雖然病人當下不見得會原諒，也許還是會提告或者要求負責，但這不就是做錯的人本該承受的事嗎？而且根據老鄧的經驗，當你勇於面對錯誤及願意負責時，病人有時反而不會額外刁難，反倒是當事情發生，如果你選擇逃避、卸責、推託，不僅不會讓自己省事、省時、省麻煩，還可能花更多時間處理，及造成更多

麻煩。以本例而言，也許第一時間甄醫師來不及反應自己
拔錯牙這件事，但是事後還是可以表達歉意及誠意。而最
壞的處理，就是如這個案件般，折騰了老半天，最後還是
被告、被檢察官起訴，最後才願意跟病人和解，雖然一樣
和解，你的心情及病人的感受，絕對不如一開始就直接認
錯的狀態，而且再加上自己所浪費的情緒、時間及金錢，
最後還可能賠上更大的信譽。因此對於真是自己的錯時，
直接認錯，才是比較好的面對及處理的方式。

2. 不要火上加油

　　醫師在進行醫療行為時，本來就應該全心專注，確認、
再確認才進行，但有時真的會不小心恍神，沒有造成大錯
算運氣好，但最怕的是有時本來不是什麼大事，但就因處
理不當，反而會讓過程更麻煩，結果更複雜。曾經有個案
例，家長帶小朋友要來拔左下乳正門牙（也就是 71），牙
醫師也說好，結果竟然拔下的是左下乳側門牙那顆（72），
當下家長沒有發覺，等到回到家，止血紗布一拿掉才發現
牙醫師拔錯牙，於是打電話來質問，牙醫師在電話中有致
歉，表示願意負責，並請家長帶小朋友回來複診，但家長
拒絕。一星期後，家長前來要求牙醫師須賠償日後的全部
矯正費用外，還要求診所連續登報三天致歉，牙醫師雖然

當下不能接受，但仍耐著性子跟家長說明，誤拔的那顆牙其實也在搖動，真的對小朋友影響有限，如果後續真的有影響需要處理，這部分他願意負責，最後雙方當然沒有共識，不歡而散，最後病人陳情衛生局，經調解後以相當金額和解。其實我們無法得知這位牙醫師第一時間是否就知道自己拔錯牙，還是根本也沒發現，直到病人家長打來才知道。如果是第一時間就知道，顯然可以處理得更好，也就是當場跟家長道歉，且表示願意針對誤拔這顆牙日後產生的影響負責。另外當下真的不適合也不需要，加碼解釋「誤拔的這顆牙其實也快掉了」的說詞，因為這種說詞病人聽完通常不會覺得「原來醫師沒有錯」，反而會覺得你是在找藉口，記得第一時間先處理家長情緒，之後再來處理後續牙齒問題。當然上述病人家長所提的登報訴求，牙醫師也許無法接受，但別忘了，既然是跟病人談判醫糾的處理，就算是自己的錯，也絕對不當場說好或者不好，事緩則圓，特別是避免立刻撕破臉，或者把場面弄僵，畢竟大家心裡都有想解決的底線，今天談不成，就找適當時間或機會繼續談，像這個例子，後來就透過保險公司談成。雖然牙醫師第一時間沒有道歉，但至少接到家長電話後還是有表達歉意與誠意，萬一這位牙醫師一直死不認錯道歉，東找藉口，西找理由，甚至最後還暗示家長其實是小

朋友賺到（免費多拔一顆牙），這些行為根本就是火上加油，老鄧相信這種處理醫糾的態度，花費的時間與造成的後果，絕對會比這個案例更慘好幾十倍。

03
轉診及告知義務

案例

　　病人周小弟自 5 歲左右起就由周爸爸帶往「好鄰居牙醫診所」給郝醫師定期檢查，周小弟 6 歲時，左下顎乳正門牙後方長出一顆新牙，周爸爸於是趕快帶去給郝醫師檢查，郝醫師卻在未詳細檢查及拍片確認之情形下，便直接拔除周小弟左下乳正門牙（牙齒編號 71）及左下乳側門牙（72）。幾天後周爸爸再帶周小弟回診，並詢問郝醫師周小弟的乳側門牙，會不會因太早拔除而恆齒長不出來，郝醫師說不會，周爸爸想說既然醫師都說不會了，那應該就不會了。轉眼間周小弟快 10 歲時，周爸爸帶周小弟回診時再次詢問郝醫師，為何周小弟的左下側門牙還沒長出來？並要求郝醫師是不是要拍一下 X 光片檢查確認一下，郝醫師還是說不用。

　　後來周小弟 11 歲時，又給郝醫師治療其他蛀牙，但郝醫師還是沒有跟周爸爸提到那顆牙的問題，最後一直到周小弟 12 歲了，恆牙左下側門牙仍未長出，周爸爸上網查詢牙齒醫療資訊時，才發現側門牙應在兒童 7 歲至 8 歲時萌發，明顯與郝醫師講的不符。周

爸爸越想越不對，於是帶著周小弟到另一間「好朋友牙醫診所」給賈醫師檢查看看，結果賈醫師 X 光一照，便立即發現周小弟左下門牙與乳犬齒間存有一顆齒瘤，且該齒瘤極為明顯，局部 X 光片即可看得到，應非短時間內可生成，故建議周爸爸需轉診至醫學中心，因上述齒瘤存在的位置，阻擋了周小弟恆牙左下顎側門牙和犬齒之生長，於是周爸爸趕緊帶周小弟到醫學中心治療，並進行長達 3 個多小時之齒瘤移除、左下側門牙與犬齒露出手術及乳齒拔除手術。周小弟經歷手術之危險及痛苦後，目前在左下顎側門牙及犬齒下方牙齦裝有矯正器牽引，醫院告知周爸爸將來還有可能要做進一步手術治療之必要，周爸爸想到周小弟受的苦，心痛不已，覺得如果當初郝醫師肯早點照 X 光確認，周小弟的牙應該就不會長不出來，而且還能提早發現齒瘤並處理，周小弟就不用多受這些罪，於是決定提告求償。

做對三件事，不怕醫療糾紛

一、告知

《醫師法》、《醫療法》及《病人自主權利法》都有規定，「診治病人時，應向病人告知病情及醫療選項，而且病人有權知道預後情形、可能之不良反應及選項之可能成效與風險預後。」

　　對於告知內容，其實除了牙醫師認為該講的，或者法律規定該提的，例如拔牙完的預後或者拍攝 X 光片後的發現與建議，甚至包括轉診與否，另外對於病人詢問的，特別是多次詢問的相同問題，不僅不該輕忽，還必須把它當一回事。病人第一次詢問，也許牙醫師可以用直覺反射回答，但如果發現病人之後還一直問或者關注同一問題時，那麼回答時就必須有警覺性了，也許可能是你處理的部份某個環節出了問題，讓病人覺得有疑慮，當然有可能只是病人疑慮，但萬一真的有問題呢？你反射性的答案不就是挖洞給自己跳？本案就是個非常好的例子，病人家長一直擔心牙沒長出來，第一次問可以說不用擔心，但一兩年過去病人牙齒還是沒長出來，如果醫師依舊用同樣答案回答，而且沒有任何作為，那就真的只能怪牙醫師太沒危機意識了。

　　病人周小弟法律上未成年（目前滿 20 歲才是成年人，不是 18 歲），所以依法必須向他的法定代理人（也就父母）說明及得到法定代理人的同意，再進行所同意的處置，才算符合法律規範。

　　對於病情解說，「四不一要」的原則，特別是未成年小朋友牙齒的狀況，要進行任何處置前，一定要跟家長確認、確認、再確認，絕對不要只以牙醫師的思維來決定如何處置，一定要跟家長解釋後再進行。特別是家長就在現場，一定要請家長進入診間說明，說明完後，最好跟家長再做一次確認，確認他們真的了解你說的，你要做的。

二、病歷

　　《醫師法》第 12 條第二項有關病歷記載規定中的「其他應記載事項」，也就是「法律上病歷」的記載重點，包括了需記載「inform」、「mistake」、「yes」、「no」這四大要項，養成習慣寫下這些法官除了醫療專業外，最常問及最愛問的內容，在訴訟時才能替自己省下更多的時間。

（1）inform

　　不管成年人或小朋友，告知的內容、程序、方法都一樣，只是對象不同。成年人當然向本人告知就合法，而小朋友則是還必須跟家長告知說明，就算家長說「醫師你處理就好」，身為牙醫師，該做的事不會有任何不同，就是在還沒開始治療前，把小朋友牙齒狀況、建議的選項、可能預後、要做的事告知家長，最後就是把你有跟家長說的重點記載在病歷。可能家長這時說沒關係，萬一下次真的有問題，上次的「沒關係」，就會因為你的沒告知，或者有告知但病歷沒記載，就變成「大有關係」了。

（2）mistake

　　拔乳牙除了需注意「該不該拔」及「家長同不同意拔」兩件事外，另外就是拔完乳牙後的預後。牙醫師都知道，會搖動的乳牙下面不一定有恆牙長出，已長出的恆牙對應的乳牙也不一定會搖動，

也就是「會搖的牙不一定會長，會長的牙不一定會搖」，但對於很多家長而言，通常並不太了解這件事，大多直覺會搖就是有牙快長出來（除非拔牙前有照 X 光），因此拔牙前就要將這可能會造成家長「mistake」，也就是誤認或誤會的狀況先說明清楚。萬一拔完牙後已經過了恆牙該長的時間點，但這顆恆牙還是沒長出來，發現家長更加質疑時，這時就要有警覺心，絕不要再用反射性的答案回覆家長，而是該用更積極的態度來看待及處理這狀況，除了回覆的方式讓家長感受你真的有在意外，或許透過拍攝 X 光片確認就是另一種積極的方式。特別是當家長一直問：「真的不用拍光片確認看看嗎？」時，除非你真的很有把握，否則拍一下 X 光真的花不了多少時間，說不定結果就會跟你習慣性的回應不同。本案就是個很好的例子，一般乳牙拔完後，或許不見得馬上長出恆牙，但經過一段時間還沒長出來，也許你覺得最後還是一定會長，所以等等看，但要是像周小弟一樣，就是這麼巧剛好有齒瘤影響萌發，或許不管你早拔、晚拔乳牙，都不會影響恆牙長不出的結果，但早說總比晚說好，而且早發現還可早建議病人轉診處理，一樣事實，不同時間點處理一樣問題，發展的結果可能就會不同，「mistake」的重要性就在這裡。有可能出現問題或已經出現問題，這時的病歷記載就相當重要，萬一日後家長不滿意結果，至少你有證據來證明你有積極處理。

（3）yes

　　幫小朋友做任何處置，事先得到家長同意是極為重要的事，而

病歷記載家長有同意，則是更重要的事。因為有家長同意的病歷記載，就是你日後萬一發生爭議的護身符，否則一不小心出現紛爭，你總不能期待小朋友幫你做證吧。

（4）no

　　當你有給家長這顆乳牙需拔除的建議及選項，或者你建議需要照 X 光檢查確認，更甚者你建議小朋友轉診，應該到大醫院兒童牙科檢查一下，如果這些建議及選項家長當下拒絕或者要回去考慮時，千萬不要這樣就算了，這時病歷一定要記下家長有拒絕，或者暫時不同意需回去考慮，絕不是家長不答應後，就當沒這回事。而且除了記載家長不同意拔除外，還要把家長拒絕或暫時不同意的內容記載在病歷上，因為除了證明是家長自己拒絕這些選項外，更代表你真的有告知病人這些選項。別忘了，病歷一定要記載病人所拒絕的事項內容，因為這聲「no」，可能就是日後醫糾的來源之一。

三、錄音

　　萬一你真的有講，但你的病歷又真的忘了記載，這時只能指望自己沒忘了要錄（影）音，特別是在兒童牙科，如果可以，治療時盡量請父母留在旁邊，減少不必要的爭議，還記得「能得同意是最好，只錄彼此沒煩惱，錄音隱私爭議少，醫病關係是王道」，因為有錄不知誰死誰手，沒錄只能死於病人之口。

老鄧
給個說法

本案例刑事部分不起訴，但民事部分一審判決牙醫師勝訴，二審大逆轉改判牙醫師需賠 7 萬元（牙齦重建醫療費 1 萬元＋精神慰撫金 6 萬元）定讞，民事判決部分可參考：臺灣新北地方法院民事判決 100 年度醫字第 12 號及臺灣高等法院民事判 102 年度醫上易字第 8 號。

每次只要碰到醫療糾紛案件，一定都會有醫師以其「專業的眼光」，來評論這案子判的合不合理，或者認為「這案子本來醫學上就會這樣，怎麼可以怪醫師」。老鄧常說，如果大家說的都對，那醫師只要被告應該都百分百勝訴，怎麼可能會輸？有些判決結果醫師就是敗訴，被判刑事有過失或者民事須賠償，但為何會有這些落差？其實原因就出在醫師碰到醫療糾紛時，大多都是從「醫療看法律」，當然怎麼看都是自己對，但法官是從「法律看醫療」，看你的醫療在法律規定適用上，有哪些違反的地方，而這些地方通常就是醫師在法律上的盲點。這些盲點就是「做對三件事」要提醒大家的，老鄧對於判決的結果一向不評價，不論從法律面或醫療面，老鄧認為就算評價完，難道就能改變法官的判決結果還是看法嗎？當然不能，除非是大師或重量級人物，也許還有機會影響日後法官的見

解，但大多數的我們都不能。因此老鄧讀判決，都是以「從這判決中可以學到什麼？」出發，讓醫師以後比較不容易被告，或被告後比較容易縮短訴訟過程及時間。透過學習判決中在意的點，配合「做對三件事」，才能讓醫師更有機會拿的出法官要的證據，拿的出有說、有做、有記載的證據，這是老鄧一直以來看判決的角度與態度，絕不是從判決的鑑定報告或結果，看到某個醫療常規或判決，就把它當教科書般照背照做，然後遇到類似的醫療糾紛，就覺得自己可能不會被告或者就不會有事，真的不是這樣，如果法律這麼容易，那醫師就不用擔心醫療訴訟了。做對三件事，雖不代表不會有醫療糾紛，但落實「做對三件事」，才能不怕醫療糾紛。

　　這個案件在民事一審是判醫師勝訴，一審法官的觀點與大多數醫師認知的差不多，法官認為「小朋友多次就診，都是因為一般兒童未注意口腔清潔所致之疾病，是否能據此提高牙醫師應負擔小朋友左下側門牙齒未長出之注意義務，不無疑問。」也就是說小朋友來就診的原因，多是因為口腔清潔不佳導致蛀牙，而牙醫師應負責的是處理蛀牙問題，而不是為何那顆牙沒長出來的注意義務。但二審法官就不是這麼看，而二審法官的看法，剛好也就是我們「做對三件事」一直強調的做法。

告知義務

（1）拔牙時

如果該乳牙拔除時間是剛好換牙的年齡前後，法官通常接受醫師將乳牙齒拔除，可以不需拍攝X光，也就是醫師這時未進行X光檢查，並未違反醫療常規。但若家屬對此異常情形要求進行X光檢查，醫師可以對家屬說明為何不需拍攝X光之理由。經過說明後，若家屬仍堅持要求進行X光檢查，醫師若拒絕，並未違反醫師應盡之注意義務。

（2）過了萌發時段

醫師對未萌發情形應加以關心，並對其進行X光檢查，但醫師如果沒做，法官認為不符醫療常規。

（3）照了沒說

法官認為小朋友11歲時因治療牙齒有照X光，但僅可看到一個牙齒形狀之放射線不透射區（未透光之區域），既然可見有疑似「齒瘤」之影像，雖仍無法判斷，但亦無法排除有此可能，此時牙醫師仍應向家長告知上開X光片顯示之情形；當然牙醫師跟法官表示有跟家長說：「拍攝牙齒根尖X光片，發現該側門齒尚在齒槽內，就告知家長需觀察、追蹤及過一段時間再拍攝X光片比對等。」而法官當然還是問：「證據」呢？結果病歷表並未有任何關於

牙醫師有告知事項之記載。你看看,「做對三件事」是不是真的很重要,法官就是會問這些「應記載事項」。

轉診義務

在這個案子上,法官除了認為牙醫師違反《醫療法》第 82 條第 1 項注意義務、《醫師法》第 12 條之 1 告知及注意義務外,還違反了「轉診義務」。

法官認為既然診所的設備,無法確定拍攝 X 光片所顯示者是恆齒齒胚或齒瘤之情形下,即應建議病人轉診。因為齒瘤無論何時發現,都是需手術摘除及矯正牽引治療,但如果可以及早發現、切除並加以矯正牽引,則牙齦處便可能不會發生診斷證明書所載之牙齦退縮、並導致牙根裸露之傷害,但從看診之病歷來看,並未有任何關於告知事項及轉診建議之記載。

轉診在牙醫診所,一般來說有以下三種情況,不管哪個情況,病歷都一定要記載。

(1)治療前

當看診檢查完後,牙醫師認為因限於人員、設備及專長能力,無法確定病人之病因或提供完整治療時,應建議病人轉診。此時由於病人之狀況大多非危急狀況,故建議病人轉診或另尋他家診所治療為主。

（2）治療中

a. 建議轉診

當診所醫療處置至一個階段，發現因限於人員、設備及專長能力，還是無法提供後續完整治療時，應建議病人轉診。此時由於診所已非上述僅診察行為，而是已進行相當程度之醫療行為，例如本案，既然以現有設備或能力無法判定恆齒齒胚或齒瘤，就應積極建議病人轉診，因為如果是齒瘤，就會對病人產生嚴重缺牙影響。而什麼叫做「積極」，就是每次病人來，順口問一下：「有沒有去大醫院檢查了？」如果沒有就再建議他一次，當然這個積極建議，病歷也一定要記載。

b. 立即轉診

當緊急狀況臨時出現，例如植牙或拔牙過程，病人流血不止或昏迷、休克或其他危及生命之緊急狀況，此時除應立即中止醫療程序，及依《醫療法》第 60 條，應先予適當之急救，不得無故拖延外，更應立即依狀況迅速啟動轉診機制。除聯絡救護車外，更需在救護車未到達前，持續進行緊急救護程序，以確保病人生命最大安全。

c. 治療後

當醫療處置完成後，病人感到怪怪的、不舒服、不滿

意，甚至造成術後感染，只要是醫師無法處理或超過自己能力處理範圍，不要遲疑，應該一樣「積極」建議病人轉診，但如果病人沒有積極意願想要轉診治療，醫師建議一次，病歷就要記載一次，因為這種狀況最容易出現醫療糾紛，絕不要輕忽。

　　一個簡單的拔牙動作，一個等待長牙的簡單過程，卻因為一個出現機率不高的齒瘤，讓一切變得複雜，而複雜的原因，就是我們常常把它看得太簡單。醫師們不是自己常說：「醫療有太多的不確定性」，就是因為我們無法百分百確定，所以千萬不要輕忽法律上規定醫師的義務，告知、注意及轉診。

總結
pedo 總複習，預防醫糾該做對的三件事

　　隨著少子化及社會氛圍的改變，pedo 也越來越常產生醫療糾紛，再加上現在錄影音工具的便利性，兒童牙科的每日日常，變得需較以往投射更多的注意力，不僅注意小朋友，

還要留意家長。透過前面三個案例，可以讓大家了解兒童牙科不僅除了專業部分當然很重要外，法律部分的重要性更是要知道。老鄧常說，三件事沒做，也許這些病人告不成，但卻絕對會煩你煩的成。

一、告知

1. 法律上未成年（目前法律規定滿 20 歲才是成年人，不是 18 歲），所以如果需要治療牙齒，不論是拔牙或根管治療，甚至連最簡單的補牙，在進行處置前，依法必須先向他的法定代理人（也就父母）說明及得到法定代理人的同意，才算符合法律規範。

2. 家長就在現場，一定要請家長進入診間說明，說明完後，最好跟家長再做一次確認，確認他們真的了解你說的、你要做的。更重要的是，下一次就診時，最好再順口跟家長（因為有可能今天陪小朋友來的家長跟上次不同位）確認一次。

3. 對於病人詢問的，特別是多次詢問的相同問題，不僅不該輕忽，更需把它當一回事。

二、病歷

「其他應記載事項」，也就是「法律上病歷」的記載重

點，包括了需記載「inform」、「mistake」、「yes」、「no」這四大要項，如果有落實，在訴訟時就可能會替自己省很多時間。

1. 「inform」就是在還沒動手治療前，把小朋友牙齒狀況、建議的選項及可能預後、要做的治療告知家長，最後就是把有跟家長說的重點，記載在病歷上。

2. 「mistake」，當家長對牙醫師的處置，例如乳牙拔除後，如果有疑問，就算自己再有把握，也不要輕忽。

3. 「yes」，幫小朋友做任何處置，事先得到家長同意是最重要的事，此時要注意一點，陪他的來的人不一定就是家長，有可能是安親班老師，也有可能是其他親戚，所以確認身分很重要，最後病歷也別忘了記載家長有同意（甚至記載是父或母）。

4. 「no」，如果家長當下拒絕或者要回去考慮時，千萬不要這樣就算了，而是要把病人拒絕或暫時不同意的內容記載在病歷上。

三、錄音

萬一你真的有講，但你的病歷又真的忘了記載，這時只能指望自己沒忘了要錄（影）音，特別是在兒童牙科，如果可以，治療時盡量請父母待在旁邊，減少不必要的爭議。

1. 與其必須透過時間漫長的官司才能證明自己的觀點與做法是對的（如果運氣好的話），為何不養成習慣，一開始就花一點時間，把該講的講清楚，該記載的都記載明確。

2. 如果確實是醫師因自己的疏失造成，老鄧則認為，最好立刻道歉，並表示因這處置造成的後續，願意負擔該有責任，雖然病人當下不見得會原諒，也許還是會提告或者要求負責，但這不是做錯事的人本來就該承受的程序嗎？而且說不定因為你的負責任態度，有機會把本來複雜的醫糾問題變得簡單。

3. 老鄧讀判決，都是以從這判決中可以學到什麼，讓我們以後比較不容易被告，或者被告後比較容易縮短訴訟過程及時間。透過學習判決中法官在意的點，配合「做對三件事」，才能讓我們更有機會拿的出法官想要的證據，拿的出我們有說、有做、有記載的證據，這是老鄧一直以來看判決的角度與態度。

Chapter

6

齒顎矯正
Orthodontics (ortho)

01
未成年不代表沒權利

案例

　　病人花小妹 12 歲時，因為花媽媽覺得花小妹長得很漂亮，但有個小小的遺憾就是有點暴牙，於是決定到住家附近口碑不錯的「好習慣牙醫診所」就診，看看是否有機會讓花小妹更漂亮，掛完號後，由郝醫師負責幫花小妹看診，郝醫師聽完花媽媽主訴並拍攝 X 光檢查後，告知花媽媽，因花小妹有上顎右上正中門齒及右上側門齒牙冠唇側外翻及深咬（deep overbite）問題，也就是所謂的暴牙及嘴巴無法閉攏等咬合不正現象，於是與花媽媽討論後決定的治療計畫為：左右側上顎第一小白齒與下顎第二小白齒對稱性拔牙治療。上顎因為太暴，另加上 TPA（Trans palatal arch）加強後牙錨定，以防止拔牙空間被後牙往前占用。利用口外 J hook 頭套做犬齒及前牙後移，以最大錨定達到足夠的前牙後移量，影響嘴唇後退量，以改善上顎右上正中門齒及上顎右上側門齒牙冠唇側外翻及深咬等問題。但矯正治療這段期間花小妹配合度不佳，除了常常未配戴口內橡皮筋外，更糟糕的是口腔衛生極度不良，郝醫師雖多次

提醒加強口腔衛生清潔，但配合度仍有限，於是在治療第三年時，經過與花媽媽討論後，請花小妹再繼續努力配合，看看是否能盡量拉至正常咬合再拆除矯正器。一年又過去，所幸上下顎已達 Class I 正常咬合，上下顎牙診齒中線對齊，上顎右上正中門齒及上顎右上側門齒牙冠唇側外翻及深咬等問題已獲得改善，上下嘴唇位置符合 Rickett's analysis 美觀線正常值，顏面外觀獲得大幅改善，於是當花小妹 17 歲時，在花媽媽同意下拆除矯治器並給予維持器。二年後，也就是花小妹 19 歲快成年時，上下維持器都遺失，但因費用的關係，花媽媽決定不重做上下顎維持器。

其實在矯正治療過程中，花小妹一直覺得她顏面骨骼有被影響到，多次有跟郝醫師反應，但郝醫師每次都說：「拔了 4 顆牙齒不會影響顴骨的高低，而且人的臉形變化會隨年紀、生長發育而不同，花小妹所提出的變化情況乃生長發育之自然結果。」等語答覆。等到矯正完成幾年後，這時花小妹早已成年，自己查詢醫學相關文獻才發現，由於自己處於醫療知識之資訊不對稱地位，且矯正過程中郝醫師不僅沒定期提供花小妹面部骨骼生長發育相關檢查外，也沒告知她診療結果及風險，更沒徵詢她及媽媽的意見，也沒溝通治療方式，才會造成她一直覺得顴骨變高、臉型比例變長改變及變醜，於是心中認為一定是郝醫師的醫療行為有疏失，於是決定提告，要郝醫師負損害賠償責任，包括她需至日本完成醫學治療所需費用及精神慰撫金共新臺幣 30 萬元。

做對三件事，不怕醫療糾紛

一、告知

《醫師法》、《醫療法》及《病人自主權利法》都有規定，「診治病人時，應向病人告知病情及醫療選項，而且病人有權知道預後情形、可能之不良反應及選項之可能成效與風險預後。」

對於矯正而言，事前的告知事項真的超級無敵多，特別是選項，包括拔牙或不拔牙的選項，矯正可能時間的選項（絕不要亂承諾，唯一可以承諾的是：『我無法確定多久時間可以完成。』）矯正方式的選項（傳統矯正或是隱適美），矯正需配合的事項，繳費的方式，當任一方終止治療後的退費及後續，矯正完後結果的溝通（因為期待與事實會有差距）。就是因為不可預期性太多，所以一定要盡量溝通、充分說明、真正確認同意後，才能開始矯正療程治療。

對於病情解說，「四不一要」的原則必須落實，病人有「嗯」≠有「好」，有「好」≠有「要」，有「要」≠有「懂」，有「懂」≠有「效」，一定要「確認、確認、再確認」，特別是為未成年人矯正的 case，往往治療所需時間可能會比較長，另外小朋友本身條件因素，導致過程變數多，因此每個環節解說都很重要，一個地方有出錯，就可能造成連環效應，所以一定要解說及確認清楚。

病人花小妹接受治療時，法律上仍未成年（目前還是滿 20 歲才是成年人，不是 18 歲），所以要進行矯正治療，依法必須向她

的法定代理人（也就是父母）說明及得到法定代理人的同意，才算符合法律規範。（相關部分亦可參閱《做對三件事，不怕醫療糾紛，改善醫病關係》p.74-80，〈幼有所長，到底誰才算是小朋友的長輩啊〉）。

　　植牙、單純齒切除術及複雜齒切除術，自 2011 年起被衛福部規定為手術，一律必須填寫麻醉同意書及手術同意書，雖然矯正沒有包括在內，但如果可以，為了避免日後不必要的爭議，老鄧認為矯正最好還是要填矯正治療計畫同意書（因為就算有填同意書，病人還是有可能不認帳，更不要說沒同意書）。只要是填同意書就不要忘了「四緩則圓」，告知書與同意書分開不同時間給，讓病人有時間了解的「分開緩」，施行矯正之前，最好再約診確認一次的「確認緩」，牙醫師簽完同意書不要當下急著做，讓病人自己打電話來約做矯正，證明病人已經想清楚，是自己願意做的「自約緩」，最後就是一定要讓病人有時間好好考慮的「就是緩」。

　　矯正器拆除後的追蹤及注意事項，更是告知及處置的重點，絕對不要因為同意書上有寫，就以為不需講，另外矯正完後的回診追蹤，不僅要說要做，還要約，不要管病人要不要來，會不會來，約就對了。

二、病歷

　　《醫師法》第 12 條第二項有關病歷記載規定中的「其他應記載事項」，也就是「法律上病歷」的記載重點，包括了需記載

「inform」、「mistake」、「yes」、「no」這四大要項，如果有落實，在訴訟中就能發揮很大的作用。

（1）inform

告知病人的病情、治療的選項（拔不拔牙），矯正的選項（例如傳統矯正、隱適美等）以及各種選項的風險，這在《病人自主權利法》通過後，變得更是無敵重要，這些告知內容，已變成是醫師義務的一環。以本例來說，矯正醫師在面對醫糾或訴訟，特別是面對法官時，通常一定會堅稱自己有跟病人說明矯正及處置的過程，更有告知病人矯正的風險，並主張「一定都有跟病人說」，但法官一定都會問，「證據」呢？所以在沒有簽立治療告知書及同意書下，有「告知內容」的病歷記載，就真的超級無敵重要，因為矯正療程通常需要至少一、兩年以上，等到完成療程後萬一病人才提告，應該沒有多少人記得當初講了什麼。而矯正完後照護及注意事項，也是告知及處置的重點，絕對不要因為同意書上有寫，就以為不需講，另外拆完矯正器以後的回診追蹤，不僅要說、要做，還要約，不管病人要不要來，會不會來，約就對，當然最重要的是，病歷一定要記載。

（2）mistake

這點在矯正的案例中佔了非常重要的地位。病人不論在矯正前的詢問，矯正中的疑問，及最後矯正完成的質問，這些治療及回應

的過程，很多牙醫師都會用心處理及回應，但處理或回應的始末卻很少記載在病歷上，還記得老鄧說過，這絕對是日後可能會造成醫糾的來源之一，本案例就是活生生的例子。

（3）yes

告知病人矯正的風險後，最好還是要有時間讓病人考慮，當他最後所決定的治療選項，這時病歷當然一定要記載病人有同意，而且一定要記載他同意哪些內容，特別是在沒有簽「告知同意書」及「矯正同意書」的情況下，病歷的記載是你唯一能證明病人有同意的證據，可以的話還可以請病人在病歷上簽名。老鄧另外建議就算有簽同意書，最好還是養成習慣病歷也同時記載，順手多寫幾個字，雙保險，日後才能更保險。

（4）no

若還有給病人除了矯正治療計畫之外的治療選項，不管病人最後選擇什麼，病人所拒絕的選項，不要就不管它，這時它還有另一個重要的功能，就是記載在病歷上。因為這除了可以證明是病人自己不要這些選項外，更代表你真的曾經有告知病人這些選項，別忘了，病歷一定要記載病人所拒絕的事項內容，因為這聲「no」，可能就是日後造成醫糾的原因之一。例如病人矯正拒絕拔牙，或者建議病人用傳統矯正，但病人堅持要用隱適美，這時除了必須記載已經跟他分析過風險的內容之外，記載病人拒絕了你什麼內容更是重

要，千萬不要只有記載病人拒絕。

三、錄音

萬一你真的有講，但你的病歷又真的忘了記載，這時只能指望自己沒忘了要錄（影）音，還記得「能得同意是最好，只錄彼此沒煩惱，錄音隱私爭議少，醫病關係是王道」，因為有錄不知誰死誰手，沒錄只能死於病人之口。

這又是個真實案例改編，原案例可以參考：臺灣臺北地方法院民事判決 106 年度醫簡上字第 3 號及臺灣臺北地方法院簡易民事判決 103 年度店醫簡字第 4 號。

對於醫療糾紛或訴訟，不論是哪個科別的案件，只要是該科別的專科醫師或者熟悉該領域的醫師，第一時間接觸到相關案情時，一定都會對案件專業的部分，從頭到腳品頭論足一番，而且認為病人、律師、檢察官或法官們根本就不懂真正的醫療專業，而且千錯萬錯都會認為是病人的錯。但還記得老鄧常提到的，遇到醫糾時，第一時間不要先想病人哪裡錯，自己哪裡對，因為如果先想病人哪裡錯，這時通常都是以你專業的角度來評價病人所作所為，也就是會從「醫療來看法律」，你想想看，只要是從醫療

看法律，醫師哪會有錯的可能，當然錯的都是病人。就像
這案例，矯正醫師一定會說：「本來矯正就可能會這樣啊，
要不然呢？」也許從醫師的專業角度看自己沒錯，但從法
律角度看，就不是只有醫療專業問題要考量，法律還有規
定包括說明告知內容、選項、風險及病人自己同意的部分，
這些有不完備時，往往醫師就很容易在醫糾上吃悶虧，特
別是在民事訴訟方面。因此每次在探討醫療糾紛甚至訴訟
案件，老鄧都會建議要從不同角度來看待，特別是法律的
角度，要不然如果都只從醫療角度檢視自己，那真的很容
易會讓自己面對醫糾或訴訟時，該贏未贏，不該輸卻輸。

　　不知有沒有人注意到，這案例有兩個很特別的地方。
首先提告的人不是花媽媽而是花小妹，及提告的時間是矯
正完成後九年，也就是花小妹 25 歲左右，我想大家心裡
都會有同樣的疑問，第一個是，花小妹已經矯正完九年了
為何還告的成？因為只要超過提告的時效，根本連告的資
格都沒有，這也是被告的牙醫師一開始就主張的程序問
題，認為病人於 2005 年 3 月 26 日矯正完畢、拆除矯正器，
卻遲至 2014 年 7 月 3 日始提起本件訴訟，顯已超過侵權
行為損害賠償之二年消滅時效。聽起來很有道理，但就讓
我們看看法官為何會認為還能告：

　　「病人主張侵權行為責任部分，雖其於 2005 年 3 月

26 日即已矯正完畢、拆除矯正器，然就矯正牙齒與臉型變化之關聯性與臉型變化之演進，並非拆除矯正器當時得以預見或已然發生，而係漸次變化。從而，病人主張其於 2013 年 11 月間始知悉拔牙與臉型變化有相關等語，並非異於常情，所以病人主張其知有損害之起算時點為 2013 年 11 月間，非無可採，故本件原告併依民法第 184 條、第 188 條（侵權病人知道有損害及賠償義務人時起，二年間不行使而消滅；自有侵權行為時起，逾十年者亦同）、第 227 條第 1 項、第 2 項（不完全給付時效十五年）而為請求，其請求權並未罹於時效。」

也就是說，法官接受病人的說法，認為病人是從 2013 年才發現自己臉型變化與拔牙有關，所以 2014 年提告，並未超過侵權行為的兩年消滅時效，或者另外從醫療契約來看，不完全給付的十五年消滅時效也未超過。請注意，法官接受病人從 2013 年才知道的事實，而不是接受病人說的是事實，只是仔細看看這還真的蠻可怕，法律上不完全給付，十五年內都可以提告，告的成告不成是一回事，做個醫療處置，十五年內都得提心吊膽，一直處在法律不穩定狀態，這真的對醫師公平嗎？或者是說，這是社會需要的嗎？

這判決另一個問題是，病人做矯正的時候才 12 歲，

矯正過程幾乎都是由父母與牙醫師討論後決定，但矯正過程，病人一直有反應她的感覺及疑問，但牙醫師的回覆並沒有讓病人滿意，更覺得牙醫師沒有積極處理她的問題，於是抱著這質疑一路到成年，最後自己查到相關資訊後，才發現原來是牙醫師的疏失，害她變成現在這副連她自己也不滿意的狀態。如果我的記憶沒錯，這應該是第一次看到病人成年後提告的案件，姑且不論她自己的想法與認知是對或錯，但有個值得我們省思的地方，那就是對於病人或家長在就醫過程中所提出的問題，牙醫師應該避免單純只以醫療的角度來看待與回應，而是更該花點時間傾聽及試著去了解病人，到底他們在意的癥結點是哪裡。不管我們醫師可否做得到，但當我們真的願意了解，而且讓病人知道醫師有在努力正視他們的問題及需求，也有想跟他們一起解決問題，如此一來，就算之後有些醫療上的侷限或未知情況，相信他們應該會更能理解。最後當然不管如何還是要說明清楚，並留下「有說明」的證據，而且是可靠有所本的證據。雖然不知病人以後會怎麼想，及可能提告什麼樣的內容，我們要做的就是隨時準備好保護自己的武器──記載詳實的病歷，特別是自費項目。

　　這案件法院接受病人有提告的資格，也就是提告的時效還沒消滅，所以允許病人可以合法提起訴訟，而病人也

在法律上提出兩個爭議點。一開始，病人認為自己處於醫療知識之資訊不對稱地位，且矯正過程中牙醫師未定期提供相關面部骨骼生長發育檢查，亦未告知診療結果及風險，並徵詢患者意見與溝通治療方式，因此主張牙醫師沒有盡告知義務。但法院卻認為牙醫師有善盡告知義務，

「依前開般病歷資料可知，病人長達數年期間數十次往返被醫院牙科門診諮詢及進行矯正治療行為，倘若牙醫師未將齒顎矯正治療計畫詳盡說明及告知義務，並與病人及病人當時法定代理人就所施作齒顎矯正治療計畫達成共識，應無可能齒顎矯正治療近五年期間，期間順利完成數十次之齒顎矯正治療行為，是病人主張牙醫師未盡醫療說明告知義務，影響病人之醫療選擇權，導致病人受有顴骨突出、臉形變長之損害云云，亦難可採。」

第二個爭議點在矯正專業部分，病人認為牙醫師在矯正牙齒之醫療行為即拔牙、配戴矯正器頭套有過失，導致她上顴骨變高、臉型比例變長之損害。但法官認為：

「病人牙齒矯正治療期間，長達數年，又正好跨越其青春期之急速發育期間，臉型、身型均會隨年齡、青春期生長急速發育等變化，臉部之肌肉、脂肪多寡亦會影響臉型及顴骨視覺高低之變化，本件依上開病歷資料及牙齒矯正治療前、治療過程中、治療完成時之歷程照片及生活照

片，尚難認病人因被牙醫師之齒顎矯正醫療行為而受有顴骨變高、臉型比例變長等損害。」

　　也就是說，病人不管是認為牙醫師未善盡告知義務，或者矯正過程有疏失，法院最後都是判牙醫師勝訴並定讞。但大家有沒有發現，對於「告知」部分只要病人有提告，一定是最常被提告的項目，如果牙醫師在「告知」這塊一不注意稍有閃失，有可能根本不用討論矯正專業過程有無疏失，在民事訴訟時就可能就直接被判敗訴，因此「告知」這件事，特別是自費項目，一定要記著「四不一要」及「四緩則圓」的原則。

02

不管拔牙還是不拔牙，都要說清楚講明白

案例

　　病人花小妹與花大姐兩個雙胞胎姊妹，自 9 歲時因為花媽媽感覺她們有暴牙及嘴型不佳、咬合不正情形，於是決定到住家附近口碑不錯的「好習慣牙醫診所」就診，看看是否則有機會讓她們姊妹倆更漂亮。掛完號後，由郝醫師負責看診，郝醫師聽完花媽媽主訴並拍攝 X 光檢查後，告知花媽媽兩個女兒都需做矯正治療才能改善，還特別標榜他的矯正不需拔牙或者開刀，花媽媽聽到竟然可以不用拔牙，為了兩個寶貝女兒當然說好。沒想到姊妹倆牙套一戴，竟戴了長達八年之久，從 9 歲至 17 歲之成長發育黃金時期，姊妹倆均戴著牙齒矯正器，長期忍受咀嚼不便，動輒口腔、嘴唇受傷之痛苦，結果取下牙套後，發現居然暴牙、齒列不整及咬合不佳之問題仍存在，於是帶兩姊妹去找另一位有名的矯正醫師再評估看看，結果那位醫師竟然建議姊妹倆都需重新矯正治療，花媽媽一聽氣炸了，隔天立刻去質問郝醫師，沒想到郝醫師竟然說：「當初填寫的

矯正計畫書，其所載之矯正目標『改善嘴型』及『咬合不正』，均為你們主觀訴求，我並沒有承諾說一定可以達到，更何況因暴牙有其主觀認定與審美標準之差異存在，但從兩個小朋友矯正前後之照片加以觀察，兩人之齒列、排序，在矯正後確實改善甚多。姊姊矯正前的確有前牙擁擠、門齒及犬齒排序凌亂且互為推擠向前等情況，矯正後已大致排序整齊亦無門齒顯然推擠向前情形，而妹妹矯正後齒列排序亦較矯正前更為整齊，所以並沒有矯正不成功的情形。另外在治療過程中，我有跟花爸爸說，等到花大姊的第三大白齒之生長型態確定後，建議考慮拔除第二大白齒，這在我給你們的通知書內容中都有提到。」花媽媽說：「我不管，我兩個寶貝女兒的牙齒都是你害的，她們倆的重新治療費用各14萬元、掛號費1萬2,800元（共計看診128次，每次100元），及忍受長達八年矯正療程，未達預期效果，而且還需再經歷18至24個月之矯正治療，另外還要賠償2人各50萬元慰撫金！」

做對三件事，不怕醫療糾紛

一、告知

《醫師法》、《醫療法》及《病人自主權利法》都有規定，「診治病人時，應向病人告知病情及醫療選項，而且病人有權知道預後

情形、可能之不良反應及選項之可能成效與風險預後。」

對於矯正而言，事前的告知與溝通超級無敵重要，因為日後的許多誤解或爭議都起因於事前沒講清楚，及無法證明事前有講清楚。特別是「選項」，包括拔牙或不拔牙的選項；矯正可能完成時間的選項（唯一可以承諾的是：無法保證一定可以完成的時間），以及對於矯正完成結果事前的認知及事後的認定（因為期待與事實會有差距，一定要先事先講清楚及確定彼此所認知的是否一樣），就是因為矯正過程的不可預期性太多，因此一定要盡量溝通、說明、確認及同意後才開始進行治療。

對於病情解說，「四不一要」的原則，病人有「嗯」≠有「好」，有「好」≠有「要」，有「要」≠有「懂」，有「懂」≠有「效」，一定要「確認、確認、再確認」，特別是因為有許多矯正病人是未成年人，甚至在國小或者國中階段就開始矯正療程，所以導致矯正完成時間可能延遲更久，而且小朋友常常還有配合度及每個人發育過程差異的眾多變數，因此每個環節事前、事中、事後的解說都很重要，一個環節出錯，就可能造成日後成為醫糾的連環效應。

如果可以，為了避免日後不必要的爭議，老鄧認為矯正最好還是要填告知及同意書（因為有些病人就算有填同意書，都可以不認帳了，更不要說沒填同意書），一定要把每個階段大家溝通完的內容白紙黑字寫下來，最好還是雙方都簽名。當然只要是填同意書就不要忘了「四緩則圓」，告知書與同意書分開不同時間給，讓病人有時間了解的「分開緩」；施行矯正之前，再約診確認一次的「確

認緩」；牙醫師簽完同意書後不要當下急著做，最好是讓病人自己打電話來約做矯正，證明病人已經想清楚，是自己願意做的「自約緩」；最後就是一定要讓病人有時間好好考慮的「就是緩」。

矯正器拆除時間點的確認，往往也是醫療糾紛的來源之一。因為矯正醫師覺得的成功，不一定就是病人覺得的成功，所以不要單方面覺得病人已經比矯正以前改善很多，就覺得拆完矯正器後一定沒問題，矯正前雙方原先的預期，時間久應該彼此都會淡忘，如果當初有記載相關協議內容，此時就可以拿出來雙方再確認一次，然後才確認拆除的時間。絕對不要因為同意書上有寫，就以為可以不需再講，特別是當病人覺得有與原先預期不同的疑問或者質問出現時，更是要拿出證據來說明與確認清楚。

二、病歷

《醫師法》第 12 條第二項有關病歷記載規定中的「其他應記載事項」，也就是「法律上病歷」的記載重點，包括了需記載「inform」、「mistake」、「yes」、「no」這四大要項，這四大要項對於自費治療項目更是重要，因為許多醫師的自費病歷，都只是簡單記載，甚至記載的超簡單，於是只要一碰到醫療糾紛，下場保證絕對都很淒慘。

（1）inform

你有告知病人病情、治療的選項（拔不拔牙），矯正的選項（例

如傳統矯正、隱適美等），甚至有講「至少」所需的矯正時間（是「至少」，千萬不要講「最多」可能多久），以及各種選項的風險，這些告知內容，已變成是醫師義務的一環。以本例來說，矯正醫師通常會堅稱他有跟病人說明矯正及處置的過程，更有告知病人矯正的風險及可能預後，訴訟時也會告訴法官自己真的都有說，但法官一定會問，證據呢？萬一沒有簽立告知書及同意書，這時有「告知內容」的病歷記載就非常重要，因為矯正療程通常一兩年以上，這案例更長，總共八年，等到療程完成後面對病人的提告，應該沒有多少人記得當初講了什麼。因此對於醫師有跟病人達成什麼具體協議；病人同意什麼內容；甚至當初病人的期望希望是什麼；你覺得大概可能可以做到何種程度，這一切都一定要確實記載，甚至最好請病人在病歷簽名（如果真的沒同意書），絕對不要更因為同意書上有寫，就以為病歷不需記載，因為這一切就只為了證明一件事，就是你真的有講，病人真的有同意。

（2）mistake

當病人在治療過程中，如果開始覺得似乎與他期待的有落差時（不論是真的落差，還是治療過程中本來就會出現的階段性過程），這些時間點病歷的相關記載，一定不能疏忽。在矯正的糾紛案例中，這一部分佔了非常重要的地位，因為病人不論在矯正前的詢問，矯正中的疑問及最後矯正完成的質問，醫師對這些過程應該都有用心處理及回應，但這些處理或回應的始末及內容，卻很少有醫師會記

載在病歷上，還記得老鄧說過，這絕對就是日後醫糾的可能根源之一，本案例就是活生生的例子。矯正時間長達八年，也許對矯正醫師來說不意外，但對病人而言，應該很少人會認為並接受這是正常情況，所以當真的治療了比預期還更長更多的時間，或者當病人疑問為什麼需要做這麼長的時間時，除了用心及謹慎回答病人外（要注意病人常會偷錄音），另外就是你必須提醒自己病歷要記載更詳盡，因為這很可能就是日後醫療糾紛的觸發點了。

（3）yes

當你告知病人矯正的風險後，最好還是要有時間讓病人考慮，當病人最後決定的治療選項，病歷一定要記載同意的選項、內容，特別是在沒有簽「告知同意書」及「矯正同意書」的情況下，病歷的記載，是你唯一能證明病人有同意的證據，可以的話還可以請病人在病歷上簽名。老鄧另外建議，就算有簽同意書，最好還是養成習慣病歷也同時記載，順手多寫幾個字，雙保險，日後才能更保險。

（4）no

當你還有給病人除了矯正之外，不同的治療選項時，不管病人最後選擇什麼，那些病人所拒絕的選項，不要就不管它，這時它還有另一個重要的功能，把它記載在病歷上，除了能證明是病人自己不要這些選項外，更代表你真的曾經有告知病人這些選項。別忘了，病歷一定要記載病人所拒絕的事項內容，因為這聲「no」，可能就

是造成日後醫糾的根源之一。例如病人矯正時拒絕拔牙、拒絕配合治療或不配合應注意事項等，或者當建議病人使用傳統矯正，但病人卻堅持一定要用隱適美，所以除了已經分析過風險的內容絕對要記載外，更重要的就是病人拒絕了什麼內容，而不是只記載病人拒絕了。

三、錄音

萬一你真的有講，但你的病歷又真的忘了記載，這時只能指望自己沒忘了要錄（影）音，還記得「能得同意是最好，只錄彼此沒煩惱，錄音隱私爭議少，醫病關係是王道」，因為有錄不知誰死誰手，沒錄只能死於病人之口。

這又是個真實案例改編，而且還打到最高法院三審定讞，原判決可參考：臺灣臺北地方法院民事判決 99 年度醫字第 65 號、臺灣高等法院民事判決 101 年度醫上易字第 6 號及最高法院民事裁定 102 年度台上字第 1142 號。

對於矯正而言，拔牙與不拔牙的治療模式，沒有誰對誰錯、誰好誰不好的問題，反而是有沒有說清楚、講明白才是重要。矯正前的解說，能讓病人自己選擇矯正計畫是最理想，但如果矯正醫師堅持自己熟悉的治療模式，不是

不行，醫療上你當然可以有自己的臨床裁量，但就得自負一切可能後果，特別是當你採用的術式與一般大多數矯正醫師治療模式不同時，萬一日後上法院，法官雖然會同意你選擇這種術式的裁量權，但更會認為你既然選擇這種方式，就表示你對整個治療過程與結果有把握處理好，才會堅持採用這種方式。如果診所是以不拔牙矯正來當作一個治療宣傳，這沒有對錯的問題，也沒有好不好的問題，只是當病人前來求診，應該都是被你的治療方式吸引前來，當然心裡就已經認定只要來就可以不用拔牙做矯正，所以事前的充分說明溝通就更重要，確認病人了解你的治療計畫、治療過程、可能產生的狀況，及會使用的處理方式。當然最好給自己留條後路，事前就告知病人使用不拔牙的矯正方式，經過一定時間評估後，萬一矯正效果不佳，也許還是需要以拔牙方式來處理，這一定要事前講清楚，最好讓病人簽名確認，要不然等到真的發生治療效果不佳，才跟病人說可能要拔牙，那絕對會是災難的開始。

　　以本例而言，雖然矯正醫師有提出「通知書」（這是個不錯的方式，用來證明自己有跟病人說，但如果可以，一式兩份、雙方簽名更好，或者在病歷記載有給病人什麼內容的通知書，以後才不會拿不出證據。萬一通知書只有一份，而病歷又沒記載，到時病人堅持說沒拿到，就可能

會吃悶虧了），證明矯正醫師有向病人家長提出更改矯正治療建議，及建議考慮拔除牙齒，而這證據有被法院接受，認為矯正醫師有告知，而不是如病人父母所稱，矯正醫師沒有基於醫學專業顧及考量病人特殊狀況需求，或未曾告知建議考慮將兩人的治療計畫更改為拔牙矯正治療，因此最後法院認為矯正醫師沒有疏失，但這拔牙建議的告知，你知道是什麼時候提的嗎？從判決書來看，是從開始治療的八年後，還好很幸運地，法官願意接收矯正醫師有透過「通知書」告知的說法，但老鄧認為，如果從治療開始後在到整個治療過程期間，就能證明矯正醫師一直有注意這問題的建議及證據，那麼這訴訟打起來，不就能更輕鬆些？所以「做對三件事」的重要，就在這裡。

　　不管是醫美、植牙、矯正，當病人主張術後美不美觀的問題時，醫師只要能提出具體證據比對，例如模型、X光片、照片，甚至骨骼改變的具體數據，通常醫師勝訴的比例都相當高，就如同這判決所講：

　　「因暴牙訴求為病人對於外貌觀感認知，有其主觀認定與審美標準之差異存在，對矯正結果感到不滿，容或為個人對美感評價之差異，病人接受齒顎矯正醫療行為後，依照鑑定報告已無其等所稱齒列不整、咬合不佳之問題存在，且治療前後差異甚大，治療後 2 人情形或為正常、良

好，顯有改善。」

　　因為法院只會透過具體客觀的證據來評價治療結果，而不是以病人主觀的認定來評斷。另外判決中還有一句更重要的話，就是「惟未對其訴求之矯正目的應達何程度為具體說明」，翻成白話就是說，病人父母無法提出本來認為應該矯治到何種程度的具體證據，也就是說，如果當初在事前告知或者簽同意書時，病人有具體要求矯正結果應到何種程度，而矯正醫師也答應，那麼這時病人的主張說不定就會勝訴。當然這時一定會有矯正醫師跳出來說：「我們不可能這樣跟病人約定。」老鄧相信，正常來說，矯正醫師不會有人這樣答應病人，但要提醒大家另一個可能，就是在與病人溝通過程中，如果針對病人的訴求含糊以對、模稜兩可，造成讓病人可能誤解或誤會那就麻煩大了。而且現在會偷偷錄音的病人越來越多，萬一病人真的有錄音，到時在法官面前拿出錄音檔，說醫師有承諾過，就算最後法官解讀音檔，認為矯正醫師說的並不是病人認為的意思，而還矯正醫師清白。只是既然有這可能及風險，為何不在矯正治療開始前就白紙黑字寫清楚，不要讓彼此有模糊的空間，這不是能更替自己省下許多不必要的麻煩，何樂而不為呢？

03
就算是助理，他的身分還是病人

案例

　　病人花小姐為了改善門牙前突之問題，想到自己曾擔任助理工作多年的「好習慣牙醫診所」負責矯正的郝醫師口碑一直不錯，而且矯正技術也備受病人肯定，於是決定請郝醫師幫她做矯正，希望能夠改善自己門牙前突的問題。沒想到這一做，不僅做了快三年都還沒結束，更沒達到他們當初講好的治療效果，更誇張的是，郝醫師就竟跟她說矯正已完成，要拆除矯正器，但花小姐堅持還沒有矯正完成，而且認為她已繳了該繳的費用，郝醫師就應該幫她完成到她滿意的矯正結果。郝醫師認為因現有的口腔空間不足，為了能達到花小姐期待的結果，所以就決定透過拔除智齒來增加矯正空間，但後來發現空間還是不夠，於是就在未告知花小姐的情形下，擅自過度磨損她上顎雙側正中門牙及側門牙近心及遠心部分，但如此一來，竟導致花小姐被過度磨損之牙齒，出現了異常敏感情形。

　　花小姐最後實在越想越奇怪及不放心，於是跑到醫學中心矯正科想確認現在到底是怎麼一回事，沒想到醫學中心竟告訴她，仍須

重做牙齒矯正療程才能改善她目前齒列不整的問題。花小姐一聽差點沒昏倒，那不就表示自己做了近三年的牙齒矯正治療等於白做，再加上郝醫師擅自過度磨損她的前面牙齒，害她還得多花做固定式假牙或瓷牙貼片的費用，於是隔天立刻跑去找郝醫師理論，花小姐生氣的說：「矯正前說花一年半左右的時間就可完成，但為何做了三年都沒好？加上未妥善評估是否以拔除牙齒或骨釘方式，達到較理想之牙齒矯正結果，便草率矯正牙齒。三年過去，不僅害我得再花錢重做，連前牙都得做貼片修復。」郝醫師聽完質問後，回應花小姐說，他從來沒說矯正只要一年半就可以完成，而且是她自己要求用不要拔牙的方式矯正，所以他才會以磨牙來獲取空間做矯正，而沒有採用拔牙的方式。另外在矯正治療之過程中，花小姐更常常沒有配合所訂定之療程計畫，期間不僅有數次爽約未赴診，還經常無故自行中斷療程，甚至有時兩個月、有時三個月都沒來就診，而且也未確實依醫囑裝戴橡皮圈，加上口腔衛生維護不佳，矯正才一直無法順利完成，所以矯正結果不理想，這不能怪他。花小姐聽完郝醫師的辯解後，烙下狠話：「既然你覺得千錯萬錯都是我的錯，那我們就讓法院來判，看看到底誰的錯！」

做對三件事，不怕醫療糾紛

一、告知

《醫師法》、《醫療法》及《病人自主權利法》都有規定，診治病人時，應向病人告知病情及醫療選項，而且病人有權知道預後情形、可能之不良反應及選項之可能成效與風險預後。

對於矯正而言，事前的告知，特別是選項，真的是現在矯正醫療糾紛的重點，包括拔牙或不拔牙、打不打骨釘、矯正完成時間（唯一可以承諾的是：「我無法保證何時一定可以完成。」）矯正完成可能結果的選項（因為期待與事實會有差距，一定要事先講清楚及確定彼此認知是否一樣），因為矯正的不可預期性太多，所以一定要盡量溝通、說明、確認及同意後才開始治療。

只要有改變牙齒結構的動作，包括修磨牙齒、拔牙、調整咬合，一定要先告知病人，為何要做、怎麼做、做了以後可能會怎樣，最後再由病人決定要不要做。千萬不要以自己對治療認知的習慣，覺得不論有沒有告知，本來就得這樣做，所以認為當然可以直接進行處置，只是現在身處病人自主意識高張的社會氛圍下，每個有可能造成病人誤解的動作，最好都要事先說明與溝通，並獲得同意再做，這真的很重要。

對於病情解說，「四不一要」的原則，病人有「嗯」≠有「好」，有「好」≠有「要」，有「要」≠有「懂」，有「懂」≠有「效」，

一定要「確認、確認、再確認」，特別是許多矯正的過程、治療順序，及處理方式，對矯正醫師來說是理所當然，因為天天都在做一樣的事，所以不會覺得這需要特別說明，更不要說問病人同不同意了。但對病人而言，卻不是理所當然，每個治療過程、程序及處置，對他們而言都因為是第一次，當然陌生，所以詳細、不遺漏的說明及得到病人同意真的很重要，以往「醫師說就算」的年代已過去，告知不要嫌麻煩，被告才真的麻煩。

矯正治療最忌諱的一件事，就是所有告知與約定都只以口頭承諾，以往也許可以，但現在還這樣做，絕對是嫌自己麻煩不夠多，為了避免日後不必要的爭議，老鄧認為矯正最好還是要填簽立告知書及同意書（因為有同意書病人都有可能不認帳了，更不要說沒同意書），一定要把每個階段大家溝通完的內容白紙黑字寫下來，最好雙方都簽名。只要是填同意書就不要忘了「四緩則圓」，告知書與同意書分開不同時間給，讓病人有時間了解的「分開緩」；施行矯正之前，再約診確認一次的「確認緩」；牙醫師簽完同意書後不要當下急著做，最好是讓病人自己打電話來約做矯正，證明病人已經想清楚，是自己願意做的「自約緩」；最後就是一定要讓病人有時間好好考慮的「就是緩」。

矯正器拆除時間點的確認，往往也是醫療糾紛的來源之一，本案又是一例。因為往往矯正醫師覺得的成功，不一定就是病人覺得的成功，當你覺得好，病人並不一定覺得時，此時你想幫病人拆矯正器的這個動作，很容易被病人解讀為你「草率了事」。矯正雙方

原先的預期，時間久了應該彼此都會淡忘，拆之前可以把當初溝通過，可以當作證明的資料拿出來，雙方再確認一次後，再決定拆除的時間，否則一個想拆，一個不願拆，爭議絕對會沒完沒了。

二、病歷

《醫師法》第 12 條第二項有關病歷記載規定中的「其他應記載事項」，也就是「法律上病歷」的記載重點，包括了需記載「inform」、「mistake」、「yes」、「no」這四大要項，這四大要項對於自費治療項目更是重要，因為許多醫師的自費病歷，往往都只是簡單記載，甚至記載的過於簡單，簡單到只要一碰到醫療糾紛，下場絕對都很淒慘。因此特別是對於治療期超長的矯正，更是必須記載詳盡，而且不要只記載醫療專業部分，因為記載專業部時，牙醫師通常都只會記載從專業角度所做的事，但法院最喜歡問的反而是有關病人應該聽到的、病人同意的及病人不同意的事項。

（1）inform

你有告知病人病情，提供拔不拔牙、打不打骨釘、傳統矯正或隱適美方式的選項（之前就有案例是矯正醫師直覺病人不會選擇隱適美這種治療方式，就直接用傳統矯正方式幫病人治療，後來發生醫療糾紛，病人就問為何當初沒給他這選項。另外還有一例，反而是醫師有提供隱適美選項，但病人選傳統方式矯正，結果出現醫療糾紛時，病人一口咬定矯正醫師沒給他這選項。），甚至有說明至

少的矯正時間（是「至少」，千萬不要講「最多」），各種選項的風險，及可能結果的預後。這些告知內容，已變成醫師義務的一環，這些都是除了治療專業過程外，一定要記載的內容。以本例來說，矯正醫師通常會堅稱有跟病人說明矯正及修牙處置的過程，更有告知病人矯正的風險及可能預後，在訴訟時也都會這樣告訴法官，但法官一定會問，證據呢？如果當初你們沒有簽立告知書及同意書，這時你有告知內容的病歷記載，就變得非常重要，因為矯正療程通常一、兩年以上，萬一等到完成療程後病人才提告，應該沒有多少人記得當初講了什麼，跟病人達成過什麼具體協議，病人同意什麼內容，甚至當初病人的期望，這一切的一切都一定要確實記載，甚至最好請病人在病歷簽名（如果真的沒同意書），而且絕對不要因為同意書上有寫，或者病人有口頭同意，就以為病歷不需記載，因為這一切詳盡的記載，就只為了證明一件事，就是你真的有講，病人真的有同意。

（2）mistake

當病人在治療過程中，開始覺得似乎與他期待的有落差時（不論是真的落差，還是治療過程中本來就會出現的階段性過程），這些時間點的病歷相關記載，一定不能疏忽。矯正的糾紛案例中，這點常常就佔了非常重要的地位，對於病人不論在矯正前的詢問，矯正中的疑問及最後矯正完成的質問，大多數矯正醫師對這些治療及回應的過程，通常都有用心處理及回應，但處理或回應的始末內容

卻很少有牙醫師會記載在病歷上，還記得老鄧說過，這絕對是日後可能造成醫糾的根源之一，本案例就是如此。特別是矯正完成時間的認定，也許對矯正醫師來說有自己專業的認定，但對病人的認知而言，不見得就與矯正醫師的看法相同，所以當病人開始質疑你的判斷或解釋時，你就必須提醒自己病歷要記載得更詳盡，因為這些質疑很可能就會造成之後的醫療糾紛。

（3）yes

　　當你已告知病人矯正過程及預後的風險，最好還是要有時間讓病人考慮，而病人最後決定的治療選項，同意的治療處置，例如他有同意要修形牙齒以獲得更多空間做矯正，這時病歷上一定要記載他有同意這選項，而且一定要記載還同意了哪些內容，特別是在沒有簽「告知同意書」及「矯正同意書」的情況下，病歷的記載，是你唯一能證明病人有同意的證據，可以的話也請病人在病歷上簽名。老鄧另外建議，就算你有簽同意書，最好還是養成病歷也同時記載的習慣，順手多寫幾個字，雙保險，日後真的才能更保險。

（4）no

　　若你還有給病人除了矯正之外的治療選項時，不管病人最後選擇什麼，病人所拒絕的選項，千萬不要就忽略不管，它們還有另一個重要的功能，就是把拒絕的選項也記載在病歷上，這除了能證明是病人自己不要這些選項外，更代表你真的有告知病人這些選項，

別忘了，病歷一定要記載病人拒絕的事項內容，因為這聲「no」，就有可能造成日後醫糾的根源。病人說「不想拔牙」「盡量不要拔牙」或者「拒絕拔牙」，這三件事不見得代表同一件事，而矯正醫師的責任就是確定病人到底不要什麼，而不是猜測或想像病人不要什麼及要什麼。當病人明確拒絕時，就應該記載在病歷上，絕對不要聽完就算了。還有另一項，大家都往往也比較容易忽略的，就是「病人有沒有配合治療注意事項」。以本例來說，當矯正醫師跟法官說：「病人常常沒有配合所訂之療程前來就診，期間不僅有數次爽約未赴診，甚至經常無故自行中斷療程，有時兩、三個月沒來就診。另外也未確實依醫囑裝戴橡皮圈、及口腔衛生不佳，所以矯正才一直無法順利完成。」，我要是法官，一定問同一句話：「證據呢？」病人的配合度絕對會影響矯正的結果及時程，當你遇到這樣的病人，絕不是看診時口頭說說就算了，而是要把這些不配合事項記載在病歷上，因為這也是一種「no」，當然必須記載。

三、錄音

萬一你真的有講，但你的病歷又真的忘了記載，這時只能指望自己沒忘了要錄（影）音，還記得「能得同意是最好，只錄彼此沒煩惱，錄音隱私爭議少，醫病關係是王道」，因為有錄不知誰死誰手，沒錄只能死於病人之口。

這是真實案例改編，原判決可參考臺灣臺南地方法院臺南簡易庭民事判決 99 年度南醫簡字第 1 號，牙醫師一審被判賠 6 萬元，但因為後來雙方都沒再上訴，所以這案子只有到一審，即便如此，這個案子仍有好幾個地方值得參考。

只要有就診，就必須有病歷紀錄

自費病歷還是病歷，就算沒取卡號，但只要病人有就診事實，病歷就要記載。本例中，當病人要求牙醫師提供病歷複製本，但牙醫師一直拿不出來，法院一查，原來進行二年多的牙齒矯正治療期間，其中病人有多次就診事實，但無病歷記錄，甚至長達半年無記錄，2008 年 7 月 15 日至 2009 年 5 月 23 日近一年無紀錄，2009 年 8 月 23 日至 2010 年 3 月 13 日逾半年無記錄，2007 年 7 月 22 日至 2010 年 4 月進行矯正治療，病歷資料竟止於 2009 年 5 月 16 日，2009 年 5 月 16 日至 2010 年 4 月之期間竟然毫無病歷資料？

《醫師法》及《醫療法》對於病歷的記載，並沒有區分自費或者是健保，自費看診也要寫病歷，就算沒取健保卡號，只要病人有就診事實，依照法規就要寫病歷，而且

自費（或者未取卡號）病歷的寫法，還要符合《醫師法》規定，內容包含主訴、診斷、處置等，如果有就診沒病歷，萬一被檢舉，除了會被衛生局罰鍰外，病人前來要病歷複製本時，萬一你根本拿不出病歷來或者拿出來但記載不完全，病人更會覺得你的治療處置一定有問題，若不幸又上了法院，就更難保證法官對你有正常的看法了。本案例中，矯正醫師的運氣好，碰到這位法官，認為病歷紀錄雖然未依規定製作，只有主管機關應對醫師處以罰鍰之問題，但因為無其他證據足資證明進行醫療行為的過程中，牙醫師有任何因疏失而導致病人權利受損之情況，所以無法單憑製作之病歷有違反規定的情事，就推論牙醫師應負侵權行為之民事損害賠償責任。但是請相信我，真的不是每次不寫病歷或者寫的不完整，你的運氣都會這麼好，能碰到有這樣見解的法官，真的別傻了。

病人不承認有同意被磨牙，也不承認矯正醫師有給選項

　　病人在法院堅稱，矯正醫師於矯正之初就沒向她分析拔牙、打骨釘或磨牙之利弊及選項，而矯正醫師一定會說他都有跟病人說，而且病人有同意。病人又說，矯正醫師只有說是要以磨砂紙修形，這點她有同意，但後來補蛀牙時，沒經過同意就以手機把她四顆牙近心及遠心都磨掉。

不知大家有沒有想過，如果當初牙醫師真的有說明清楚選項及利弊，病人也都同意，而且病歷記載清楚，那麼這時根本就不需擔心病人怎麼說，因為立刻能拿出證據來證明自己都有說、有做。所以老鄧一直說，做對三件事，沒辦法避免病人告你，但至少能減少被告的過程與時間，因為法官想要的、想問的，你的病歷上通通有。

病人身分是診所助理，但她還是病人

對於拔牙與否，矯正醫師在法院辯稱說，是病人堅持不要以拔牙之方式矯正，所以他只能以磨牙之方式矯正，因此不能把責任算在他頭上，你知道法院怎麼講嗎？

「牙醫師應與病人溝通，了解病人需要，以其專業之知識技能，擬定一個符合當時醫療水準之治療計畫，達成病人所要求之矯正目標，並依該醫療契約本旨提供完全之給付。而病人雖曾為該診所之牙醫助理，然其擔任助理時，尚在大學之會計系及財經系就讀，而擔任牙科助理工作之內容僅是跟診，即幫牙醫師準備器材、拍攝口內照及Ｘ光片（法院沒注意到，助理不能拍Ｘ光片，這是違法的），因依病人學經歷，不具備牙科醫學之專業知識，其口內之牙齒要如何矯正，端賴牙醫師提供之專業意見決定，故其在開始接受治療時，雖曾要求牙醫師不要以拔牙之方式矯正牙齒，但如以磨牙之方式無法完成矯正治療，牙醫師就

不應接受其意見，但竟然聽從無專業知識背景之患者之意見，未能審慎評估予以有效之牙齒矯正治療，擬定無法完成目標之治療計畫，其對嗣後牙齒矯正無法完成應可歸責。而且牙醫師又不能舉證證明該有瑕疵之治療計畫，是為不可歸責於自己，因此牙醫師需負責。」

有沒有看到，這是許多牙醫師該深深引以為戒的一件事，今天不管病人身分是助理、親戚、朋友，甚至是醫師，在你的眼中他們都應該就只是病人，不該因他們的身分影響你專業上的判斷，如果你因他們的身分妥協，萬一最後治療結果不理想，別懷疑，就會像這案例般，沒出事之前可能你們很熟，但一出事，不論該不該告、能不能告，一律照告，翻臉不認人。因此不管是做任何治療，小至補牙、拔牙、假牙、植牙或者是矯正，如果牙醫師願意的話，最多就只能給費用上的優惠，或者就診時間安排的方便等，但對於你的專業，只有溝通、討論，沒有妥協、方便與隨便這回事。

總結
ortho 總複習，預防醫糾該做對的三件事

　　矯正一向也是牙科醫糾的大科之一，最主要就是因為它的不確定性，包括治療過程的不確定性，治療時間的不確定性，主觀期待與客觀結果的不確定性，甚至病人的不確定性，太多的不確定性都會影響最後的結果，因此如何減少或者減輕這些不確定性因子，做對三件事，真的就可以幫助到你。

一、告知

1. 對於矯正而言，事前的告知事項真的超級多，特別是選項，就是因為不可預期性太多，所以一定要盡量溝通、說明、同意後才開始治療。
2. 確認矯正器拆除的時間點，特別是當病人有與原先預期不同的疑問出現時，更是要能拿的出證據說明與確認清楚。
3. 矯正最忌諱是所有告知與約定都只以口頭承諾，以往也許可以，但現在還這樣做，絕對是嫌自己麻煩不夠多，因此為了避免日後不必要的爭議，老鄧認為矯正最好還是要簽立告知書及同意書。

二、病歷

1. 在沒有簽立告知書及同意書下，有「告知內容」的病歷記載，就真的很重要，因為矯正療程通常至少一、兩年以上，等到完成療程後病人提告，應該沒有多少人記得當初講了什麼或者答應了什麼。

2. 病人不論在矯正前的詢問，矯正中的疑問及最後矯正完的質問，這些治療及回應的過程，都應該記載在病歷上。

3. 「no」還有另一項，大家比較容易忽略的，就是病人有沒有配合治療注意事項，如果真的沒有，這些都應該逐筆記錄在病歷上，因為當牙醫師跟法官說病人配合度不佳，當然會影響矯正過程及結果，這時法官一定會問，「證據」呢？

三、錄音

萬一你真的有講，但你的病歷又真的忘了記載，這時只能指望自己沒忘了要錄（影）音，因為有錄不知誰死誰手，沒錄只能死於病人之口。

1. 探討醫療糾紛甚至訴訟案件，老鄧都會建議從不同角度來看待，特別是從法律的角度，要不然如果只從醫療角度檢視，那真的很容易讓自己該贏未贏，不該輸卻輸。

2. 「告知」部分是病人提告最常見的起手式，如果牙醫師在「告知」這塊有所閃失，根本不用討論矯正專業過程有無疏失，民事訴訟可能就直接被判敗訴。因此「告知」這件事，特別是自費項目，一定要記著「四不一要」及「四緩則圓」。

3. 自費病歷也是病歷，就算沒取卡號，但有就診就要有病歷。

4. 不管病人身分是助理、親戚、朋友，甚至是醫師，在你的眼中他們都應該只是病人，不該因他們的身分影響或者妥協你專業上的判斷。

5. 在與病人溝通過程中，如果針對病人的訴求含糊以對、模擬兩可，反而讓病人誤解或誤會就麻煩大了，因為現在很多病人會偷偷錄音，所以回答時應該明確及誠實，否則萬一被錄下對自己不利的證據，那真的會對當初的亂回答悔不當初。

Chapter

7

贋復牙科
Prosthodontics (prostho)

01
拆牙套前，要先說清楚可能風險

案例

　　病人趙小姐，最近因為左上智齒疼痛，於是決定到公司附近的「好習慣牙醫診所」先檢查看看。掛完號後，由郝醫師負責幫趙小姐看診，郝醫師聽完主訴並拍攝 X 光檢查後，發現有牙周病症狀，當天先幫左上智齒塗藥治療之後，再安排趙小姐於三天後複診，複診時郝醫師告知趙小姐，上顎部分的假牙看起來毛病很多，很多支台齒都已經蛀掉，雖然目前沒症狀，但為了避免日後全部壞光，建議拆掉從左上第 2 大臼齒至右上第 3 大臼齒一體成型之整排固定假牙，重新做假牙及治療假牙下面之支台齒。趙小姐想想，的確這假牙也做了快十年，平常咬東西有時會沒力，而且口腔也常出現異味，於是就同意郝醫師的建議，但沒想到這決定竟變成噩夢的開始。趙小姐原本以為郝醫師只是要拆掉她的舊假牙，沒想到在拆除假牙的過程中，驚覺郝醫師居然把左上側門牙內金屬柱釘一起拔下來，只剩殘根，而右上第 5 顆牙齒更因郝醫師拆時敲的太用力，竟然連同要拆除之假牙一併敲下來，本來以為只是拆牙套，沒想到竟然變成

拔牙，還把一顆本來好好的側門牙拆壞，趙小姐當下立刻質問郝醫師，沒想到郝醫師一副「本來就會這樣」的表情的回她：「妳原本的牙，不是有蛀牙就是牙周不好，拆的過程本來就有可能出現這問題啊。其中一顆牙因為牙周病一起被拆下，另一顆側門牙裡面的支台齒條件這麼差，看起來也留不住，所以我認為你這還可能需要做植牙才有辦法重建。」趙小姐一聽當然更憤怒，不顧嘴巴還留著血，對著郝醫師狂吼：「我不管，你要負責幫我回復原狀，要不然法院見！」

做對三件事，不怕醫療糾紛

一、告知

《醫師法》、《醫療法》及《病人自主權利法》都有規定，「診治病人時，應向病人告知病情及醫療選項，而且病人有權知道預後情形、可能之不良反應及選項之可能成效與風險預後。」

對於拆牙套的告知，大多牙醫師應該都會跟病人說明為何要拆，可能是病人因為假牙裡面的真牙（也就是支台齒）蛀掉導致牙齒有症狀，所以需要拆除重新治療及重做假牙，也可能是牙醫師透過 X 光片及影像發現蛀牙，所以建議牙套需拆除重新處理。但別忘了，根據 2019 年通過的《病人自主權利法》，對於處置你要給病

人「拆」與「不拆」的選項，也就是就算病人假牙裡面的支台齒蛀掉了，他也有不拆的選擇權利，而且還需告知「不拆有何風險」及「如果拆了有何風險」，更重要的是要給病人考慮的時間，不要當下解說完就馬上進行拆除作業。

「不拆有何風險」，通常牙醫師大多會告知，因為這樣病人才有可能願意重做假牙，但「拆了有何風險」就很少人會刻意提到，往往都是出了問題才無奈的告知病人：「你的牙本來就會發生這種可能啊。」這時病人通常都會回說：「早知道會這樣我就不拆了」，但「千金難買早知道」，絕對不要讓病人的「早知道」，真的等到發生事情時才知道，這時可能就不只「千金」才能解決了，而這個案例就是最好的例子。只是問題來了，有哪些拆掉後可能出現的風險要事先講？

（1）牙周問題

對於牙周狀況不佳的病人，在拆牙套時真的有可能連支台齒一起被敲下來，因此術前當你透過 X 光或臨床發現支台齒牙周狀況不好時，絕對、絕對、絕對，要先跟病人說：「這顆牙牙周狀況不好，有可能在拆牙套的過程中會一起被拔下來，你可以多考慮一下，如果你能接受這風險我們再進行拆除，因為我沒有把握不會發生這種風險。」一定要先打預防針，否則等到不小心牙套連牙齒一起被拆下時，絕對是百口莫辯。

（2）有釘柱（post）的支台齒

　　這更是要注意，因為這最容易被輕忽，有時從 X 光片中無法判讀出支台齒真正蛀牙的程度，也許可能只是輕度蛀牙，也有可能因為蛀得很嚴重，不僅可能會導致連釘柱都鬆動，甚至牙齒或牙根都早已產生裂痕。但這些很可能術前透過 X 光片都看不出來，只是看不出來，不等於不會發生，也不等於不用先告知這可能，因為萬一真的發生，這可是超級大核彈，特別是當病人原本完全沒有覺得這顆牙有問題，當你拆牙套時，釘柱一起被拆下就算了，最麻煩的是，通常釘柱能有機會一起被拆下來，表示這顆牙蛀的很厲害，所以很有可能拆完後出現一顆爛牙根在病人面前，而且是顆非常有可能需要被拔除的爛牙根，這可是病人在答應拆牙套之前完全沒有預期的，因為他覺得他的那顆牙最多只是有點蛀牙而已。

（3）拆釘柱（post）

　　最後一個拆牙套常發生爭議的狀況，就是拆釘柱（post）的問題，當你拆牙套時釘柱沒有一起脫落，這時先不要高興得太早，因為你可能接著必須拆除這根釘柱，特別是又粗又長的鑄造釘柱（casting post）。這時絕對、絕對、絕對要注意，千萬不要等拆完後發現牙根有裂痕，才告知病人這顆牙的牙根裂了，需拔除，保證病人聽了後絕對會跟你沒完沒了。也許牙醫師會說：「這本來就有裂痕啊，又不是我造成的。」但病人可不這麼想，病人很有可能會覺得是你拆釘柱時，把他的牙弄裂的，因此當你要動手拆釘柱之前，

不管這顆牙的條件如何，一定要提前告訴病人，拆釘柱的過程雖然通常不會造成牙齒（根）斷裂，但有時拆完後可能會發現牙根有裂痕，萬一真的不幸發生這狀況，這顆牙可能就得拔除。一樣老話一句，最好在拆牙套之前就先跟病人講，不要等到要拆完釘柱才說，要不然絕對百口莫辯。

二、病歷

《醫師法》第 12 條第 2 項第 6 款是「其他應記載事項」，而老鄧一直強調所謂「法律上病歷」的記載重點就在這「其他應記載事項」，包括了「inform」、「mistake」、「yes」、「no」這四大要項。

（1）inform

就是把你有告知病人的、你認為的或者你建議的內容，都應記載在病歷中。以本例來說，你有告知病人假牙的牙周或者蛀牙狀況、建議該如何處置、可以處置的選項，譬如拆或不拆，要如何拆，拆完後的可能會有什麼問題及處理，萬一病人真的出現這些風險，你會建議如何處理的方式，及你有給病人考慮的時間等，這些都該記載在病歷上。

（2）mistake

你即將進行的處置，可能會出現的預後或風險，或者你已進行

的處置，但病人似乎可能覺得不滿意或者認為你沒做好，而這時你的治療過程或內容，及事後的處置程序，絕對是記載的重點，因為有記載，至少表示你有注意，因為有記載，甚至表示你有積極處理。以本例來說，不拆可能有怎樣的結果，或者拆了以後可能有機會出現的狀況，例如牙齒可能因牙周不好，拆牙套時一起被拔下來，或者因為牙齒結構被蛀牙破壞過多，可能釘柱連假牙一起被拔出來，甚至拆完釘柱後有可能才會發現牙根有裂痕，及之後萬一病人真的出現這些風險你會建議如何處理。免得萬一真的出了差錯，但你如果沒事先講，病人非常有很可能會直接認定就是因為你的疏失造成，因此這些事先就該告知的風險，當然絕對要記載在病歷上。

（3）yes

　　在病歷上記載病人同意你所建議的治療、處置或者用藥等。例如病人同意你建議拆除牙套的處置選項，或者願意接受拆牙套所存在的風險，這些記載就是證明病人自己選擇及同意最好的證明。

（4）no

　　這是四項中重點中的重點，因為此時病人所拒絕建議的項目或者處置，往往就是日後醫糾的種子，因此當下記載病人所拒絕你的建議或者選項，絕對是超級重要。例如病人擔心拆牙套時牙齒或釘柱或者一起被拔下來，或者害怕牙根可能在拆的過程出現裂痕而不願拆除牙套，但如果日後真的因為沒拆除牙套造成牙齒感染，甚至

變成需要被拔牙時，有些病人會反咬說牙醫師沒跟他講要拆，才害他的牙齒變成這樣，這時如果病歷沒記載病人當初自己拒絕拆牙套的內容，大多數牙醫師能拿得出的證據大概又只能說：「我真的有講，是病人自己不要拆。」的空口白話。也許牙醫師講的是真的，但沒有證據來證明你的話，才是真的問題。因此雖然多寫這些應記載內容，健保不會多給付，雖然沒寫這些應記載內容，還是符合醫療法規上病歷記載的規範，但多花幾分鐘多寫幾個字、幾句話，卻是能讓自己在醫糾及訴訟上，省掉好幾十倍麻煩及時間的好習慣。

三、錄音

萬一你真的有講，但你的病歷又真的忘了記載，這時只能指望自己沒忘了要錄（影）音，還記得「能得同意是最好，只錄彼此沒煩惱，錄音隱私爭議少，醫病關係是王道」，因為有錄不知誰死誰手，沒錄只能死於病人之口。

老鄧
聊個說法

這是個真實案件，病人提起刑事附帶民事訴訟，刑事方面牙醫師被判拘役 29 日，可易科罰金，民事方面牙醫師總共需賠病人 9 萬元。

（1）刑事方面（臺灣嘉義地方法院刑事判決97年度易字 第313號）

● 病人說法

　　牙醫師只說最後智齒發炎，其他牙齒應該有牙周病現象，建議拆牙套後治療處理，再裝新的牙套上去，因為怕以後萬一更嚴重會更難處理，所以我就同意。牙醫師在幫我治療前，沒有告知右上第5顆牙齒因為拆除牙套可能脫落，假設有事先告知，我確定不會接受治療，因為當時只有後面的牙齒會痛（老鄧偷偷說，你看看，病人的說法是不是都很類似）。

● 鑑定意見

　　這案件經兩次醫審會鑑定，第一次鑑定中提到被拔下的那顆牙，因牙周病的關係，拆牙套時連牙齒一起拔下來很難避免：

　　「右上第5顆牙齒有齒槽骨部分吸收，診斷應為牙周病，可能存在有牙齒動搖度增加現象。此種牙齒在拆除其上之假牙時，即使小心拆除，有時仍難避免造成牙齒與假牙同時脫落之情形。」

　　而第二次鑑定結果就不一樣了，雖然也是說不容易避免，但認為應該分段切除後再拆，只是牙醫師拆別顆時都有先切除，但拆這顆時卻沒有先切除才拆，所以預防措施

沒有很完整，也就是說有疏失的意思：

「右上第 5 顆牙齒於拆除牙橋時脫落，直接原因雖是牙醫師拆除假牙過程中所造成，但間接原因主要是因為該牙已有牙周病，導致齒槽骨吸收，而產生動搖度引起。在拆除牙橋前，應先將右上第 5 顆牙齒之假牙冠予以切割，再予以分段拆除。依所附之拆除後牙橋證物照片，可見牙醫師事先有將右上第 4 顆假牙先予以切割，再予拆除全牙橋，但對右上第 5 顆假牙並未予以事先切割，顯示初步有預防之措施，但並未十分完整，對於這樣之牙齒，在拆除假牙過程當中，即使已做到事先預防措施，有時亦難以完全避免此項意外之發生。」

● 法官看法

認為牙醫師本應注意於治療前，應明白告知告訴人其固定假牙下面之支柱牙，右上第 5 顆牙齒有牙周病，可能存在有牙齒動搖度增加現象，但病人右上第 5 顆牙齒，依病歷臨床檢查記載，並無牙周囊袋深度、牙齒動搖程度等資訊，僅記載嚴重牙周病，診療計畫內亦未提到該牙未來需拔除。雖然 X 光片顯示齒槽骨有相當程度破壞，但單僅靠牙齒 X 光片證據，並無法明確斷定，該牙病況已嚴重到應該拔除的程度，因此拆除固定假牙時，有時難以避免造成牙齒與假牙同時脫落之情形，但牙醫師應該讓病人能充

分明瞭所可能產生之後遺症，再自行評估拆除固定假牙之風險（你看看，法官的看法是否與「做對三件事」不謀而合），且應注意在拆除固定假牙進行治療時，於操作過程不能使力過大，且在拆除固定假牙前，應先將右上第 5 顆假牙之牙冠予以切割，再予以分段拆除，以免傷及其餘固定之牙齒，而牙醫師依其專業經驗及能力，及當時已為病人拍 X 光片、明知其有牙周病之診斷情形，應無不能注意之情事（也就是有過失的意思）。

（2）民事方面（臺灣嘉義地方法院98年度醫字第1號及臺灣高等法院臺南分院98年度醫上易字第1號）

鑑定方面還是採用刑事判決的鑑定意見，但主要癥結在病人要求牙醫師須負擔全部植牙及假牙費用共 54 萬 7 千元及精神慰撫金 15 萬元。一審判賠 4 萬元（僅被拔除那顆植體，不含假牙）及精神慰撫金 1 萬元，共 5 萬元，而二審則認為應該賠那顆被拔除牙的植體含假牙，費用共 7 萬元及精神慰撫金 2 萬元，總共 9 萬元，所以牙醫師需再給付病人 4 萬元（因為一審已判賠了 5 萬元），全案定讞。

這個案例法院對於病人所要求賠償的費用從 54 萬 7 千元調整至 7 萬元，慰撫金從 15 萬調整至 2 萬元所判定的看法，是非常值得參考的，因為如果發生類似醫療糾紛，病人通常會要求全部算在牙醫師頭上，醫師如何主張自己

的權益，這個就是很好的教戰守則，就讓我們來看看法院怎麼說：

● 只需負責誤拔那顆（54 萬 7 千元 →7 萬元）

牙醫師之過失行為僅導致病人右上第二小臼齒脫落，至於左上側門齒為深度齲齒，原有釘柱於打入時就角度歪斜，並未正確放入根管內，且其長度過短，左上側門牙僅餘殘根，導致需拔除，其原因可能是該牙本已產生蛀蝕破壞，並非被牙醫師過失行為所致。然上訴人提出醫院之估價單，第一階段上顎需植七顆牙、第二階段需做五顆瓷牙及三顆金屬牙，其診療全部所需之費用，顯與牙醫師之加害行為（即「右上第二小臼齒脫落」）不相當，病人請求牙醫師賠償全部牙齒治療費用，難謂有據（不合理的意思）。

● 慰撫金方面（15 萬元 →2 萬元）

主要兩個方面認定，第一個是因為牙醫師拆除之過失之情節尚非嚴重，拆除固定假牙時，因使力過大，及未將右上第二小臼齒之假牙冠先予以切割拆除，造成病人受有第二小臼齒脫落之傷害。第二個是牙醫師建議拆除假牙療程並無任何不當，即無過失之可言。最後考量雙方經濟能力、身分、地位，及上訴人所受傷害痛苦程度及牙醫師之過失情節輕微等一切情狀，病人請求之精神慰撫金以 2 萬

元為適當。

　　所以從這案例民、刑事判決可以明確知道幾件事：第一個，「做對三件事」真的有用。法院也認為告知、給選項、給時間決定的程序，是病人在治療前必要的，也是法官認為需要的；第二個，病人通常要求的賠償金都會偏高，而怎麼拆解金額去談判才是重點，釐清哪些要求合理、哪些地方不合理；第三個，慰撫金最後判定方式及金額部份是可以提供牙醫師參考的。雖然有研究指出，醫療訴訟的法院慰撫金判決平均最低是 10 萬元，但那大多是以醫科的判決為主，如果單純就牙科來看，本案判決所討論的方式與金額是個很好的參考指標。也就是說如果今天病人不是走訴訟，而是要來跟你談判，這個判決就可以當做與病人談判賠償金額的參考依據。

02
拆完的牙套要不要歸還？

案例

　　病人趙小姐，最近因為右下第一大臼齒酸痛，於是決定到公司附近的「好習慣牙醫診所」先檢查看看。掛完號後，由郝醫師負責幫趙小姐看診，郝醫師聽完主訴並拍攝 X 光檢查後，告知趙小姐右下第一大臼齒蛀牙蛀得太深可能需抽神經，但因為這顆牙上面原本有牙橋，於是詳盡為趙小姐分析及建議治療方式，並向趙小姐說明假牙拆除後無法再裝回去，最後趙小姐接受郝醫師建議之診療方式，於是當日先拆除趙小姐之右下牙橋（犬齒、第一、二小臼齒與第一大臼齒等 4 顆牙冠），並排定於三天後回診，繼續右下第一大臼齒之根管治療。趙小姐三天後再度就診，準備進行根管治療時，向郝醫師說這幾天她因為都右下沒有牙齒可以吃東西，上次只說要抽神經，根本沒向她說明治療方法為何，而且竟在她不知情下，拆掉她右下牙橋（犬齒、第一、二小臼齒與第一大臼齒等 4 顆牙冠），要求郝醫師將拆除之假牙歸還。郝醫師聽完很無奈的說：「上次我都有跟你說明過，你同意我才開始拆牙套，而且有說拆掉後就無法

再裝回去，況且拆除的假牙當日已由診所助理人員依感染廢棄物處理方式丟棄。」趙小姐說：「不管，如果不找出來還我，就要做一個還我，要不然我就要去告你。」

做對三件事，不怕醫療糾紛

一、告知

《醫師法》、《醫療法》及《病人自主權利法》都有規定，「診治病人時，應向病人告知病情及醫療選項，而且病人有權知道預後情形、可能之不良反應及選項之可能成效與風險預後。」

對於拆牙套的告知，大多牙醫師應該都會透過 X 光片或影像，向病人說明為何要拆，但別忘了依法你要給病人「拆」與「不拆」的選項，也就是就算病人假牙蛀掉了，他也有不拆的選擇權利，而且還要說明「不拆有何風險」及「如果拆了有何風險」。更重要的是要給病人考慮的時間，最好不要當下解說完，就馬上進行拆除作業。

還記得「四不一要」，病人有「嗯」≠有「好」，有「好」≠有「要」，有「要」≠有「懂」，有「懂」≠有「效」，不要聽到病人「嗯」一聲，就直覺反射病人就是說好，或者代表他同意，一定要「確認、確認、再確認」。這個案例的狀況就是一個很好的教

材，因為「確認、確認、再確認」，真的很重要，特別是要確定你
講的跟病人理解的是同一件事，否則牙套一拆下去，舊的牙套便無
法再使用，所以萬一不幸真的出現誤會或誤解，那事情就真的大條
了。

二、病歷

　　《醫師法》第 12 條第 2 項第 6 款是「其他應記載事項」，而
老鄧一直強調所謂「法律上病歷」的記載重點就在這「其他應記載
事項」，包括了「inform」、「mistake」、「yes」、「no」這四大
要項。

　　針對拆牙套，就如同此案例，病人最容易在事後說「你沒講要
拆」或者「沒講拆完的牙套無法再使用，必須重做」。因此病歷記
載你真的有說及病人真的有同意就非常重要，甚至可以請病人在病
歷旁邊簽名。

　　另外更重要的是，老鄧一直建議要給病人考慮時間，盡量不要
第一次來就診，或者當你一解說完就立馬動手拆除牙套，因為就算
病人當下同意，事後還是有機會不認帳，因此給病人時間考慮，並
且記載在病歷上，「四緩則圓」別忘了。

三、錄音

　　萬一你真的有講，但你的病歷又真的忘了記載，這時只能指望
自己沒忘了要錄（影）音，還記得「能得同意是最好，只錄彼此沒

煩惱，錄音隱私爭議少，醫病關係是王道」，因為有錄不知誰死誰手，沒錄只能死於病人之口。

老鄧
給個說法

這案例的重點，除了牙醫師有沒有證據可以證明，有跟病人說明拆牙套的選項與預後外，另一個重點就是對於病人拆下的假牙，到底該怎麼處理才完整？（本案例可以參考臺南地方法院臺南簡易庭民事判決 101 年度南醫簡字第 1 號、臺南地方法院民事判決 101 年度醫簡上字第 1 號，及臺南地方法院民事判決 102 年度再易字第 10 號）

　　針對這個案例中，法院官認為病人提告牙醫師將假牙丟棄要求賠償是無理由的，法官見解如下：

（1）病人既一再強調其視其假牙為其重要財產之一，且無假牙確實將造成生活飲食上諸多不便，衡諸常情，假牙遭拆除之患者於結束當日療程時，應不致對已拆下之假牙完全無任何詢問、表示甚或要求檢視，且病人如提出欲保留之意，牙醫師方面沒有不歸還之理或扣留之實益。

（2）而依現行《醫療法》並無規範廢牙冠、牙橋的處理方式，而一般牙醫院所均視廢牙冠、牙橋為醫療廢

棄物，依廢棄物清理法規定之方式辦理，尤其特別是當牙冠連同病人牙患齒一起被拔下來者，故因此牙醫師拆除病人假牙後依照廢棄物清理法之規定處理之，並無侵害病人所有權部分。

（3）病人之假牙既經拆除，已失其假牙之功用，拆除後之假牙已無任何經濟價值，牙醫師依照廢棄物清理法之規定處理之，並未損及上訴人之權利。

老實說，對於法院提到的（2）跟（3）這兩點老鄧有不同的看法。首先來看（2），如同在〈拔牙〉那章節中所提到，拔下的牙及假牙，應先確認病人要不要，如果病人不要，診所才再依「廢棄物清理法」處理。至於（3），牙醫師應該都瞭解有些病人的假牙是以貴金屬製成，當初都是病人花了一筆不少費用做的，拆下來後雖然無法再使用，但對病人而言，卻很難都只以「無經濟價值」來幫病人論斷。如果發生類似案件，上法院遇到這位法官，也許會有同這判決的好運，但萬一沒有呢？所以老鄧還是認為，對於拆下來的假牙，一律詢問病人要不要，而且不管病人要不要，病歷一律都須記載，甚至請病人簽名。

老鄧一直在說同件事，假牙沒歸還病人不見得告的成，但絕對會煩你煩的成。因此多說幾句話、多寫幾個字，絕對替自己省下更多的麻煩，特別是當已經有醫師因這類

問題被告過的案例時（從開始治療到最後再審被駁回，竟
然總共被煩了 3 年半的青春），所以千萬不要以為沒有下
一個，更千萬也不要以為下一個不會是你。

03
黏不黏有關係

 案例

　　病人趙小姐，上班時吃了一顆同事送的牛軋糖，一口送入咬沒幾口：「這糖果也太硬了吧……」結果吐出來一看，原來是牛軋糖太黏，把上顎前牙中間兩顆牙套一起黏下來，這兩顆牙套已經做了十幾年，但一直還很好用，於是趙小姐下班後趕快就近到公司附近的「好鄰居牙醫診所」拜託牙醫師幫她黏回去。

　　掛完號後，趙小姐跟今天負責幫她看診的郝醫師說明來意，沒想到郝醫師竟然告訴她說：「不好意思，因為這假牙不是我們做的，為了避免黏完後產生不必要的困擾，所以我們都還是會請病人回去原診所處理，我們通常都不幫病人黏的。」趙小姐一聽如晴天霹靂，立刻跟郝醫師說：「我、我、我……，這兩顆假牙是十幾年前在臺東做的，不太可能為了黏這兩顆牙套跑回臺東，而且幫我做的那位牙醫師也早就退休，所以拜託一下啦，沒有前牙真的很醜，拜託、拜託啦……」郝醫師聽了之後，覺得要趙小姐回臺東黏，真的有點強人所難，索性就當作助人為快樂之本，於是鬆口說：「好吧，那

我就幫你黏，但我要先跟妳說，黏假牙一顆 500 元，兩顆 1000 元。」趙小姐一聽，只要肯幫她黏，花 1000 元沒關係，於是郝醫師就幫她把這兩顆假牙黏回去。離去時，趙小姐還特地再跑來跟郝醫師說聲謝謝。

隔天同事又請趙小姐喝珍珠奶茶，沒想到珍珠一口咬下，昨天剛黏的假牙連牙齒竟一起折斷噴出來，只剩牙根，同事都嚇一跳，趙小姐也大喊：「太扯了吧！昨天花 1000 元黏的假牙竟然不到一天就掉了，而且牙還斷了！」這時她同事說：「為什麼黏假牙要付錢？我們在別家診所黏都是用健保就好，妳一定被坑了！而且還黏得那麼爛，一天就斷掉，一定要去討公道及退費。」下班後趙小姐當然立刻衝去找郝醫師理論，沒想到郝醫師竟說：「你這兩顆牙黏不牢很正常啊！昨天牙套掉下來時，這兩顆就已經都蛀快一半了，我是好心幫你硬黏回去，如果真的黏不牢就只能重做。另外，黏假牙健保本來就不給付，它是屬於自費項目。」趙小姐一聽就更火了：「我這兩顆牙套用了十幾年都很正常沒事，被你一黏不僅不能用還斷掉，而且如果真的有蛀掉，你昨天為何不跟我說？我今天特地用全民健保 app 一查，發現我昨天又沒補蛀牙，你竟然虛報這兩顆蛀牙填補，你如果不幫我回復原狀，我不僅要向健保局檢舉你，還要去告你！」

做對三件事，不怕醫療糾紛

一、告知

病人一進來說要黏假牙，如果你的習慣只要不是自己診所做的假牙就不黏（因為黏假牙是自費項目，醫師有權拒絕病人），那麼請委婉告訴病人，無法幫他黏假牙，請他回原診所處理。

但如果你真的願意幫病人黏，接下來需告知的事項很重要：

（1）必須清楚告知病人，那座（顆）要黏的假牙真實狀況

當病人取下該假牙時（請注意，如果假牙不在病人手上，而在口中時，務必請病人自己拿下，千萬不要幫忙拿下假牙，免得出現未預期的狀況，帳都會算你頭上），第一時間與病人共同檢查確認該假牙之現況，哪裡破、哪裡缺損及哪裡有裂痕，大家眼見為憑並記錄下來（甚至可拍照），並告知病人該假牙黏著後，假牙現有條件使用時有可能會出現的狀況。

（2）仔細確認那座（顆）牙套裡面真牙的條件

在要黏著之前，請仔細確認支台齒的條件（例如是否有蛀牙，或者牙周條件不好），也要讓病人自己親眼確認，並以牙醫師的經驗告知病人，在黏著後該支台齒牙有可能機會出現的狀況，例如可能黏著後使用時會有痛的可能。

（3）給選項

說明完後請記得給病人選項，願意重黏，不想粘還是考慮直接重新治療及重做假牙。

最後當牙醫師願意幫病人黏，如果可以最好讓病人在記載要黏的那顆假牙，及底下真牙詳細條件的黏假牙同意書或者病歷上簽名確認（有沒有覺得黏個假牙程序超級麻煩），以免日後出現問題大家各說各話。

二、病歷

《醫師法》第 12 條第 2 項第 6 款是「其他應記載事項」，而老鄧一直強調所謂「法律上病歷」的記載重點就在這「其他應記載事項」，包括了「inform」、「mistake」、「yes」、「no」這四大要項。

（1）inform

如果沒有同意書，將你所發現要黏那顆假牙的真牙狀況及要黏那顆（座）假牙的狀況，及給病人的選項及預後可能，一定要完整的記載在病歷上。

（2）mistake

你有告知病人有關要黏的那顆真牙可能的預後狀況，及黏完後假牙可能出現的問題及使用的狀況，甚至要提早告知病人，萬一

真的黏完又脫落，表示這顆牙可能要考慮重新治療及重做假牙，千金難買早告知，早講一定比晚講好，而且有講病歷還要有記載才算好。

（3）yes

當病人接受你所建議的選項，不管是要黏、或者是要重治療及重做假牙，都請記錄在病歷上，特別是沒有簽同意書的情況下。

（4）no

如果你建議的選項，例如建議病人重做及重治療牙齒，或者因為牙齒條件不是很好，建議病人不要黏，只要是病人拒絕的，通通記載在病歷上。

三、錄音

萬一你真的有講，但你的病歷又真的忘了記載，這時只能指望自己沒忘了要錄（影）音，還記得「能得同意是最好，只錄彼此沒煩惱，錄音隱私爭議少，醫病關係是王道」，因為有錄不知誰死誰手，沒錄只能死於病人之口，對於黏假牙這種超級容易產生爭議的處置，妥善留下證據是絕對必要的。

其實健保署早就有公文，明白指出黏假牙屬於自費項目，也就是說與健保無關，因此只要將此公文張貼在診所佈告欄，病人想要黏假牙時，就請病人看這張公文，健保局說的，要黏就請自費。

但如果是純自費，便可不受全民健保相關法規拘束，只要不違反《醫療法》第 60 條與醫師法第 21 條對於危急病人之處理義務，便無法強制醫師與病人締約（白話說就是醫師有拒絕病人的權利），此時只要注意《醫療法》第 73 條，「醫院、診所因限於人員、設備及專長能力，無法確定病人之病因或提供完整治療時，應建議病人轉診。」即可，也就是說當病人以自費身分就診，院所除可不需受健保相關法規「不得無故拒絕病人」的拘束外，更可單純回歸《醫療法》與《醫師法》之規範，也就是對於要求黏著他家醫療院所做的假牙，以因無法提供完整治療等事由，醫師可以婉拒病人就診及建議他轉診。

既然自費，就請院所作純自費。如果病人還有想做其他檢查、諮詢或處置，最好的方式還是另次約診，萬一真的不得已需同次處理，請再三確認病人知道（亦請於病歷記載），他做了自費與健保兩樣不同項目處置。

　　另外要收自費前，請先確定你所在的縣市衛生局，有無公告「黏假牙」的收費標準，如果沒有，就算你有幫他黏的事實，但如果衛生局沒有公告收費的金額標準，只要病人黏完後檢舉，你真的就會被開罰 5 萬。不要懷疑，之前中部真的就有診所因收了 500 元黏假牙費用，病人去檢舉，雖然黏假牙收自費沒違法，結果該縣市公告的醫療收費標準沒有這項，所以診所就真的被罰了 5 萬元。

　　也不要以為那乾脆直接用健保，不要收自費就不會有問題，大錯特錯！

　　首先，不會因為用健保沒收自費，醫師所黏的假牙以後就與自己無關，黏完後須負的責任與有沒有收費用無關，因為是你黏的，所以如果真的有責任還是逃不掉。

　　雖然沒收費用，但如果以申報健保其他項目來彌補，那就千萬保佑你真的有做該項健保處置，否則如果是隨便申報某項處置項目（例如洗牙、補牙等），病人現在「全民健保行動快易通」app 隨查隨有，當哪天你黏的假牙出現問題，若讓病人一查發現，原來醫師沒做那些處置，卻申報了費用，保證更吃不完兜著走。病人可能會先向健保署檢舉醫師詐領健保費，再向地檢署告發詐欺及偽造文書，不管結果如何，代價絕對比你申報的健保點值大很多很多。

　　基本上，當牙醫師出於好心，願意為病人黏著脫落之假牙時，確實履行上述步驟，至少可以適當的保護自己。也許有人還是會質疑，有必要如此小題大作，大費周章的去處理黏假牙這麼一件簡單的小事嗎？也許那些人是對的，因為簡單的小事，通常結果也不複雜，但如果你就真的那麼「好運」，將一件簡單的小事與自己連結後，小事卻變成一件複雜到不行的大事時，應該就會後悔不已了，就算你當初是真的「佛心來著」。

04
拔的重點在病人同意，不在適應症（indication）

案例

　　病人趙小姐，最近因為右上後牙區膿腫疼痛，於是決定到公司附近的「好習慣牙醫診所」先檢查看看。掛完號後，由郝醫師負責幫趙小姐看診，郝醫師聽完主訴並拍攝 X 光檢查後，不僅發現上顎右後牙區有膿腫現象，其他上顎牙齒經臨床檢查牙周動搖度，並配合 X 光影像辨識判讀牙周囊袋深度，確認趙小姐罹患嚴重牙周炎，及有 3 級動搖度惡化之情形，因此除了建議需拔除右上第三大臼齒外，應該還須拔除上顎牙齒進行植牙重建治療，趙小姐表示要考慮看看，今天先拔除右上第三大臼齒就好。數日後回診，進行完全口牙結石清除，趙小姐因上顎其他牙齒仍舊腫痛，加上自己也感覺其實大多數牙齒應該都有嚴重牙周炎，於是同意醫師建議，採取拔牙及植牙之治療方式，並簽具手術同意書拔除上顎其他牙齒，所需費用總計為新臺幣 675,000 元，由趙小姐以分期付款之方式繳納，先繳納其 310,000 元，之後在三個月分次共繳納 95,000 元，總計目前

為止已支付 405,000 元之治療費用。

趙小姐在這幾個月治療期間，其實對於郝醫師急著將她的上顎牙齒全數拔除，一直心存疑惑，總覺得郝醫師好像有想藉此大撈一筆之意圖，於是跑到市立醫院牙科部諮詢，經該院陳醫師表示郝醫師處理過程實屬誇張，但因與郝醫師相識等因素，所以不便介入，可協助轉介至其他醫院看診。趙小姐越想越不對，認為郝醫師一定是故意詐稱其口腔惡化情形相當嚴重，於是為免日後還須繼續分期支付治療費用，於是決定先寄發存證信函，通知郝醫師終止醫療契約，也申請醫療爭議調處，調解時雖然雙方同意終止醫病關係，惟就郝醫師應賠償之數額並未獲致共識，於是趙小姐決定提告民刑事訴訟。

做對三件事，不怕醫療糾紛

一、告知

《醫師法》、《醫療法》及《病人自主權利法》都有規定，「診治病人時，應向病人告知病情及醫療選項，而且病人有權知道預後情形、可能之不良反應及選項之可能成效與風險預後。」

既然牙醫師認為有那麼多顆牙需拔除，當然一定要告知清楚、一定要清楚告知、一定要確認清楚、一定要清楚確認，並且更一定

要給病人足夠時間考慮。

雖然郝醫師有給病人先簽同意書，但法院認為有沒有實質說明更是重要，只是怎麼證明你有實質說明，因為要證明病人懂不容易，有時讓病人找不到不懂的藉口，說不定還比較可行，而這最好的方式就是「四不一要」，病人有「嗯」≠有「好」，有「好」≠有「要」，有「要」≠有「懂」，有「懂」≠有「效」，一定要「確認、確認、再確認」及「四緩則圓」，告知書及同意書分開不同時間給的「分開緩」；拔牙前最好門診再做一次確認的「確認緩」；醫師說明完及簽完同意書後交給病人帶回去，病人回去後如果有決定要拔，可以請病人自己打來約的「自約緩」；最後就算完成所有說明及簽立手術同意書程序，最好能隔些時間才拔的「就是緩」，這「四四如意」目的不是要證明病人懂，而是為了讓病人找不到不懂的藉口。

二、病歷

別忘了《醫師法》第 12 條第二項有關病歷記載規定中的「其他應記載事項」，就是老鄧一直強調所謂「法律上病歷」的記載重點，包括了需記載「inform」、「mistake」、「yes」、「no」這四大要項。

這個案例中，病人一直在懷疑的重點就是，她上顎的牙真的有如同郝醫師所說那麼糟，需要全拔掉嗎？雖然最後決定權在病人，但從牙醫師的角度來說，至少要先證明為何認為那些牙需拔掉。別

忘了，老鄧常說，病人提告時不只是告「醫師沒說要拔牙」，通常一定還會另外再告「醫師沒說明為何要做這處置」，換句話說就是病人不會只告牙醫師沒說要拔牙，而且還會告牙醫師沒說明為何這顆牙需要拔。因此，牙醫師對於要拔的牙，至少在病歷要能呈現出，你有跟病人說明及病人同意要拔這牙，最重要的是你有講及記載你認為這顆牙「為何要拔」，這是非常、非常、非常重要，一定要記載的事。

對於一顆牙需不需要被拔除，站在牙醫師的角度，可能依照所受的醫學專業認為這顆牙達到教科書或經驗上該拔的條件，或者因治療計畫（包括美觀、選項及病人預算等）及病人預後等多方面考量，而「認為」該牙必須拔除。但請注意這是「牙醫師認為」，但病人還是可能會從主觀角度考慮想不想拔、願不願意拔，或者因為預算、親友意見及「牙醫師認為」或「牙醫師建議」等多重因素下，主動或被動的決定到底這顆牙後到底拔或不拔。所以病歷一定要記載你為什麼這樣認為、建議的內容、選項及病人最後的決定，這也就是「法律上病歷」中「為什麼」、「給選項」、「提證明」三要素的重點。

三、錄音

萬一你真的有講，但你的病歷又真的忘了記載，這時只能指望自己沒忘了要錄（影）音，還記得「能得同意是最好，只錄彼此沒煩惱，錄音隱私爭議少，醫病關係是王道」，因為有錄不知誰死誰

手，沒錄只能死於病人之口。

這是個實際案例（臺灣臺南地方法院民事判決 100 年
度醫字第 15 號，臺灣高等法院臺南分院民事判決 101 年
度醫上字第 3 號，最高法院民事裁定 103 年度台上字第
2181 號），最後三審定讞，醫師勝訴。

這個案子的爭執點在於病人的牙到底是不是如同牙醫
師所說，牙周病那麼嚴重一次需要拔那麼多顆，而牙醫師
所提供的病歷資料，依照醫審會鑑定結果認為：

「依據所提供病歷記載及拔牙前之數位放射線影像紀
錄，病人確實罹患嚴重之牙周炎，依病歷記載，所拔之每
1 顆上顎牙齒，均有最嚴重之動搖程度，有些也有牙周膿
瘍，由環口影像亦呈現齒槽骨破壞情形，齒槽骨吸收超過
牙根三分之二以上之牙齒，包括牙齒編號 16、15、14、
12、11、22、25、27、28 之牙齒；齒槽骨吸收超過牙根
二分之一以上者包括牙齒編號 17、13、21、23 之牙齒……
以本案 X 光影像上所呈現之病情嚴重度而論，拔除上顎之
13 顆牙齒是合理的。」

問題來了，醫審會認為因為這些牙的牙周狀況真的太
差，所以牙醫師的拔牙處置是合理，但病人的牙齒要不要

被拔除，最後決定權應是在病人，不該是在鑑定醫師、更不在教科書，雖然醫審會鑑定報告說因為牙周狀況不佳，牙醫師拔牙之處置是合理，但合理不一定合法，因為病人到底有沒有真的了解醫師的說明（「四四如意」及「四緩則圓」就派上場了），然後有沒有給病人足夠時間考慮清楚才同意，這就不是醫審會能證明的。

　　鑑定報告有段寫得很好，「若病人需進行牙周病治療，則一定需要牙周病檢查表。若是進行拔牙治療，則非必要，因牙周囊袋深度，並非醫師決定牙齒去留之唯一依據，僅經醫師臨床檢查判斷牙齒已喪失其功能，且預後不佳，或易成為感染源，或影響將來假牙製作計畫等，皆可能會建議病人直接拔除患齒，而不經無效之牙周病治療，以免浪費醫療資源及病人之時間，另病人當然亦有權利拒絕拔牙治療。依病歷紀錄，本案病人多次就診時，皆與醫師取得拔牙及假牙重建之共識，且簽署手術及麻醉同意書，於此狀況下，未有詳盡之牙周病檢查表紀錄，尚符合醫療常規。」這段結論，老鄧擊掌叫好，牙周不好，從來不是拔牙唯一選項，更不是被鑑定的唯一選項，因為牙醫師建議拔牙可能的因素很多，但最重要的還是病人要同意，而且你能提出證明。

　　另外病人一直咬死鑑定報告提到說應該有「牙周病檢

查表」，後來審判中被法官打臉說病人是錯誤解讀，法官說：「上開鑑定意見僅敘明：『本若牙醫師能提供拔牙前詳細之牙周病檢查表（Periodontal Charting），用以輔助判定Ｘ光影像上之牙周組織破壞情形，將更能客觀呈現病人牙周疾病之嚴重性，也更有助於強化其執行拔除13顆上顎牙齒之專業判斷。』」這鑑定報告只表示若有牙周病檢查表，將更可強化系爭治療行為合理性之專業判斷，但沒有說若無提出牙周病檢查表，就無法判斷治療行為之合理性。這個結論可以提供給以後遇到類似爭議或訴訟的牙醫師參考，當病人認為你的拔牙沒有先做牙周病檢查表（Periodontal Charting），就可以此判決當作替自己辯護的依據。

最後上訴到最高法院被駁回，最高法院認為，「及其既同意拔牙及假牙重建，並簽署手術及麻醉同意書，牙醫師縱未製作牙周病檢查表而進行拔牙處置，亦符合醫療常規」，至少牙醫師還好有簽同意書，而且有提到這些牙的牙周狀況，請記得是「牙周狀況」，不要只在病歷記載「牙周病」三個字，要不然牙醫師想要贏這官司，還真的要費更多心力。

官司總共打了近五年，牙醫師歷經刑事部分，被病人提告詐欺、傷害及偽造文書，經再議二次，然後不死心還

交付審判，最後被駁回而終結刑事部分。而民事則一路打到最高法院，老鄧真心認為，這種拔牙顆數特別多的病人，特別是以牙周病為原因的拔牙，是牙科對於做假牙或植牙醫糾重點中的重點，牙醫師一定要提高警覺，透過「四不一要」及「四緩則圓」，加上病歷落實應記載事項的「inform」、「mistake」、「yes」、「no」，最後給病人時間考慮才拔，病歷好好記載，最後就算病人想告，醫師才有足夠的本錢來應對，也才能更從容應付，要不然人生能承受幾個這麼「充實」的五年。

05
真的只要做前牙，一定要說清楚、講明白、留證據

案例

　　病人趙小姐，最近因為牙齒疼痛，於是決定到公司附近的「好習慣牙醫診所」先檢查看看。掛完號後，由郝醫師負責幫趙小姐看診，郝醫師聽完主訴並拍攝 X 光檢查後，發現上顎僅有前排 5 顆牙齒而後面均缺牙，因此病人長期只靠這 5 顆牙齒咬食、咀嚼，時間一久咬合當然一定會有問題，於是詢問趙小姐是否要考慮其前排牙齒做牙套保護以免牙齒日後損害更嚴重，趙小姐經考慮後同意。沒想到牙套裝完約半年後，竟開始有牙套鬆動之情形，此後趙小姐雖曾多次回診，但牙套鬆動現象始終未曾改善，甚至發生嚴重脫落。於是趙小姐決定另前往「美麗牙醫診所」求診，經檢查後發現原本製作那五顆假牙裡面，竟然出現有牙周病、齒髓炎、齲齒、齒髓壞死等問題，而治療期間趙小姐還曾同其女兒，向郝醫師要求病歷複製本資料，竟然發現病歷記載她有患 chronic periodontitis「慢性牙周炎」（國際疾病碼 5234），但郝醫師竟然沒有在做假牙前先幫她

治療好牙周病，再加上趙小姐認為郝醫師在幫她裝假牙時，根本沒有善盡醫療告知義務，不僅裝置過程不當，更沒告知她裝假牙後的衛教重點及使用上應注意的事項，因此導致她原本健康完整之牙齒受損害，最後不僅上顎前排 5 顆牙齒全部斷裂，還必須植牙才能恢復牙齒之功能，費用總共需要 20 萬元，於是決定找郝醫師要求他負責。

郝醫師聽完趙小姐的申訴及要求後，心平氣和的跟趙小姐解釋：「因為妳上顎前排只有 5 顆牙齒，後面都缺牙，長期只依靠該 5 顆牙齒咬食、咀嚼，咬合本來就會有問題，時間一久當然會導致牙齒鬆動，這與假牙無關。而且當初我有建議妳作活動假牙，但妳不同意，要求只作上顎前排 5 顆牙齒的牙套，我們也有就作活動假牙或及 5 顆牙齒牙套一事進行討論，而討論過程中，我有分別說明活動假牙及施作 5 顆牙齒牙套之施作過程、注意事項等情，並且分析兩種醫療方式的優缺點，假牙做完後也有口腔衛教，且診所內更張貼了衛教資訊之宣傳海報。又依《醫師法》規定，口腔衛教資訊與『治療、處置或用藥』不同，不是屬病歷之應記載事項，你不能以病歷內未記載『口腔衛教資訊』，就說我沒告知口腔衛教資訊，因為我明明就有說。而且妳假牙裝了快一年半後才回診，就表示我裝的假牙這段時間沒問題，要不然不可能使用了快二年才牙齦腫脹，牙齦腫脹本來就有許多因素，我真的覺得你的假牙斷裂與我治療結果無關。」

趙小姐聽完一整串解釋後說：「好吧，既然你撇的一乾二淨，那就法院見。」於是趙小姐同時提告民刑事，一共求償 50 萬元。

做對三件事，不怕醫療糾紛

一、告知

《醫師法》、《醫療法》及《病人自主權利法》都有規定，「診治病人時，應向病人告知病情及醫療選項，而且病人有權知道預後情形、可能之不良反應及選項之可能成效與風險預後。」

提供選項，對於做假牙的病人是非常非常重要的一件事，從牙要不要拔，拔完要不要作假牙，如果要做假牙，要做哪種假牙，每種選項做與不做的風險各是如何，因為幫病人做假牙絕不會只有一種方式，而每種方式都有其優缺點，有時也許醫師會偏好某種術式，甚至會建議病人做自己偏好的那種，但最後決定權其實還是在病人身上，但這有個大前提，就是你必須說得夠清楚，然後病人自己做的決定，病人才需自己負責。

你有沒有解釋是一回事，病人聽得懂不懂你的解釋是另一回事，確認病人懂的方式就是透過「四不一要」，病人有「嗯」≠有「好」，有「好」≠有「要」，有「要」≠有「懂」，有「懂」≠有「效」，一定要「確認、確認、再確認」，還記得嗎？

這個案例有個很特別的地方，就是病人認為醫師沒有說明清楚有關假牙完成後的照護，才會害她假牙很快就出問題。但牙醫師認為診所內有張貼衛教資訊之宣導，因此已盡說明告知義務，這一點最後被法官打臉，法官認為從病歷資料之記載，無從判斷牙

醫師已盡相關醫療上之告知義務，而且牙醫師無法證明自己有說明這件事，因為醫師的說明義務以實質上已予以說明為必要，不能只以診所內有張貼衛教資訊之宣導，就當作牙醫師已經有盡說明告知義務。

二、病歷

《醫師法》第 12 條第二項有關病歷記載規定中的「其他應記載事項」，也就是「法律上病歷」的記載重點，包括了需記載「inform」、「mistake」、「yes」、「no」這四大要項，如果有落實，在這訴訟時就能發揮很大的作用。

（1）inform

你有告知病人的病情、治療的選項，假牙的選項，以及各種選項的風險，這部分超級重要，這些告知內容的模式，已變成是醫師義務的一環。以本例來說，牙醫師堅稱他不僅有跟病人說明各種假牙製作方式的優缺點，也告知病人只作前面五顆假牙的缺點，更建議病人應該考慮活動假牙，最後當然也說都有告知假牙照顧及使用衛教資訊，但問題是「證據」呢？

（2）mistake

這點在這案例中佔了非常重要的地位，因為如果病人只作前面五顆假牙，其他缺牙區不管是因為什麼因素不想做，有經驗的牙醫

師一定會告訴病人如果做這樣的選擇，會導致前牙區假牙及支台齒的負擔太大，不僅會嚴重縮短假牙使用壽命，更容易造成支台齒的健康被影響，最重要的是，你得證明你有告知，所以一定要記載在病歷上，要不然絕對死無對證。

（3）yes

　　當你告知病人只做前牙的風險後，最好還是要有時間讓病人考慮，如果最後他還是選擇只做前牙，那這時病歷一定要記載，如果沒有簽立假牙同意書，至少要讓病人在病歷上簽名，內容可為「醫師已充分告知，及本人也瞭解只做前面五顆假牙的預後風險」，以免像這個案例，真的就比較不擔心事後有不認帳的機會出現。

（4）no

　　當病人同意只願意作前面五顆假牙，那就表示她拒絕你其他建議的選項，這時別急著馬上動手做假牙，別忘了，病歷一定要記載病人所拒絕的事項內容，因為這「no」絕對是造成日後醫糾的根源之一。以本例來說，病人拒絕了活動假牙的建議，只願意做前五顆，如果當下沒記載病人拒絕的內容，等到出問題時，病人當然就一定會說，牙醫師沒跟我說有其他治療選項，而且早知道只做前面五顆假牙那麼容易壞，我就不會做了。

三、錄音

萬一你真的有講，但你的病歷又真的忘了記載，這時只能指望自己沒忘了要錄（影）音，還記得「能得同意是最好，只錄彼此沒煩惱，錄音隱私爭議少，醫病關係是王道」，因為有錄不知誰死誰手，沒錄只能死於病人之口。

老鄧給個說法

本案例是個真實事件（臺中地方法院臺中簡易庭民事簡易判決 99 年度中醫簡字第 1 號及臺中地方法院民事判 100 年度醫簡上字第 1 號），其中一審判決病人敗訴，但二審翻盤及定讞，病人勝訴，牙醫師被判賠 30 萬元。而一、二審最大的認定不同之處就是在以下幾個地方，

（1）告知衛教資訊，病歷沒記載到底算有沒有告知

a. 一審見解

衛教資訊不屬病歷核心應記載事項病人雖提出病歷作為證據方法，主張牙醫師並無記載告知原告衛教資訊，但是依《醫師法》第 12 條之規定，病歷必要記載事項「治療、處置、用藥情形」是指醫師對於病患之治療歷程之記錄，

並不包含非關於治療核心之衛教資訊等，就算牙醫師並無在病歷上記載曾對病人進行衛教，不能以此認定牙醫師並無對病人進行衛教資訊之告知。

b. 二審見解

　　告知以能證明有實質說明才重要。為使病患之自己決定權得以充分行使，醫師自應善盡說明義務。因而在有多數治療方法時，應就各項療法之特徵、具體方法、優、缺點、危險性等應向病患說明，由病患選擇。如病患之選擇醫師認為不妥，應再說明促其考慮，若病患堅持，應予尊重（你看看，是不是跟「做對三件事」不謀而合）。故醫療院所提供醫療服務所應盡之說明義務，應有充分告知說明，俾使病患瞭解對其決定有重大影響之所有資訊，進而使病患有權決定是否接受特定之醫療行為。

　　依照病歷資料之記載，無從判斷牙醫師就衛教事項已盡相關醫療上之告知義務，牙醫師自己又無其他證據可以證明，而且牙醫師之說明義務以實質上已予以說明為必要，不能只以診所內有張貼衛教資訊之宣導，就認定牙醫師於手術前後已盡說明告知義務。

　　因此雖然診所相關衛教資料有張貼或放在候診間，法官認為，那不能代表就是有告知病人，而是必須實質告知

病人，怎麼證明有實質，當然只能靠病歷記載，要不然呢？

（2）診斷出的牙周病是否與假牙問題有關

a. 一審見解

　　病人在原診所 2007 年間僅有 3 次就診紀錄，其內容分別為 2007 年 6 月 5 日有慢性牙周病（chronic periodontitis）之記載，2007 年 6 月 12 日有照射 X 光片（Take X-ray film）之記載，2007 年 6 月 25 日有施作牙套之記載，一般來說病人於施作牙套之後顯有異狀，應會至原診所再次求診，惟 2007 年 6 月後皆無病人因牙套不適前往治療之記錄。反而在 1 年多後即 2008 年 10 月 28 日才回原診所就診，仍是因為慢性牙周病之問題，並照射第 2 張 X 光片，但根據診所的病歷，也無記載與牙套有關，因此認定病人多次至原牙醫診所就診與裝置牙套是否不當並無因果關係。

b. 二審見解

　　依病人於診所之病歷資料記載，病人在 2004 年 11 月 29 日初次至原診所就診時，牙醫師診斷病人之口腔內有 chronic periodontitis（國際疾病碼：5234）。之後病人在 2007 年 6 月 5 日至原診所就診時，也診斷口腔有 chronic periodontitis（國際疾病碼：5234）。病人在 2007 年 11

月 20 日前往 ×× 牙醫診所就診時，也診斷出係牙周病 periodontosis（國際疾病碼：5235）。法官認為，牙醫師在 2007 年 6 月 25 日幫病人裝牙套時，口腔內之牙周病是否已治癒，如果病人裝置上顎前排 5 顆牙齒之牙周病尚未治癒，又則能適合裝置牙套，牙醫師並未就其牙周病已治癒等情舉證證明，因此認定牙醫師裝置牙套之行為應有疏失。

最後二審定讞，判牙醫師得賠償病人，共計 30 萬元（植牙費用 20 萬元＋精神慰撫金 10 萬元＝ 30 萬元）。

其中最主要原因就是法官認為，病人在 2007 年 6 月 25 日門診後，牙醫師就馬上進行裝置牙套處置，一直到 2009 年 11 月因牙套部分牙齦腫脹，且牙套脫落，至 xx 牙醫診所治療，依照鑑定資料，及 xx 牙醫診所之病歷資料判斷，病人既患有牙周病之病情，較適當治療之方式為上顎牙套製作後，上、下顎應製作活動義齒，才能確保口腔中殘留牙齒的壽命，而病人牙套歪斜、鬆動、牙套部位牙齦腫脹，係因病人只用前牙來咀嚼造成過度受力所致，而牙醫師於手術前未善盡告知義務，而且又不能舉證自己沒有過失，依照民法第 184 條第 2 項規定，自得認具有過失，而牙醫師既然無法舉證排除病人所受傷害與牙醫師未善盡

說明義務間之因果關係，依照民事訴訟法第 277 條但書規定（舉證責任倒置），牙醫師自然不能以沒有因果關係的理由來免責。

老鄧真心話

就算你真的完整告知，病歷有記載，有簽同意書，有給時間病人考慮，這種不願接受完整重建的病人，特別是只剩前牙的狀況，而且堅持只願做前牙（不管是植牙還是固定假牙），最後假牙出問題及產生醫糾的比例非常高，除非能說服病人全口一起處理，否則真心建議，如果可以盡量不接，就不要接這種 case。

如果真的要接，一定要記得醜話先跟病人說在前頭，也就是告知病人如果假牙只願意做前牙，日後很有機會造成假牙或裡面真牙提早出現狀況，甚至最後假牙或真牙可能會損壞無法使用。當然這時病人可能會回說：「我知道、沒關係。」但可不要聽到這樣就放心，一定要記得請病人白紙黑字簽下剛才提到內容的同意書或病歷要記載，但簽了不代表病人就不會反悔或者不會提告，而是萬一病人真的不認帳又提告，至少你有充分證據證明自己有講，病人自己也知道及同意，否則就會像這個案例一樣。

對於病人做假牙前，病歷就有記載 chronic periodontitis

（國際疾病碼：5234），如果病人是真的有這類牙周問題，那你就最好就得把病人牙周治療處理到適合做假牙的牙周條件，再進行假牙製作。但其實大家都知道，很多時候會下這個診斷代碼，是因為申報洗牙時，牙科電腦軟體公司幫你預先設定了代碼為 5234，往往有時病人只有牙齦炎，並沒有牙周炎或牙周病。因此老鄧認真奉勸各位牙醫師，要麼先把電腦預設洗牙的診斷代碼，先改成牙齦炎，要麼就是每次洗完牙要 key 病歷時，以病人真正的牙周狀況 key 診斷，否則這種悶虧絕對會一直出現，特別是在植牙時。

二審牙醫師敗訴，就是因為舉證責任倒置，也就是法官要牙醫師證明自己沒有過失，舉證之所在，敗訴之所在。因此要是我們無法保證、確定自己每次審判都能夠遇到像一審這麼好的法官，或者無法確定法官會不會要求「舉證責任倒置」時，「做對三件事」就是最好的護身符。

總結
假牙總複習，預防醫糾該做對的三件事

一、告知

1. 拆牙套你要給病人拆與不拆選項，就算是病人假牙裡面的真牙蛀爛掉了，他也有不拆的選擇權利，另外還需告知「不拆有何風險」及「如果拆了有何風險」。更重要的是要給病人考慮的時間，不要當下一解說完，就馬上進行拆除作業。

2. 「確認、確認、再確認」，真的很重要，特別是要確定你講的跟病人理解的是同一件事，例如拆下牙套無法再使用，否則萬一真的出現誤會或誤解，事情就真的大條了。

3. 如果最後牙醫師決定要幫病人黏之前在別家醫療院所做的脫落牙套，最好讓病人在要黏的那顆假牙及底下真牙詳細條件的黏假牙同意書或者病歷上簽名確認，以免日後出現問題，大家各說各話。

4. 醫師之說明義務以實質上已予以說明為必要，不能只以診所內有張貼衛教資訊之宣導，就當作牙醫師已經有盡說明告知義務。

二、病歷

1. 拆牙套後，病人最容易事後說「你沒講要拆」，或者「沒講拆完的牙套無法再使用，必須重做」。因此在病歷上記載你真的有說及病人真的有同意就非常重要，甚至可以請病人在病歷旁邊簽名。

2. 「mistake」，告知病人有關要黏的牙套內真牙可能的預後，及黏完後假牙可能出現的問題及使用的狀況，甚至要提早告知病人，萬一真的黏完又脫落，表示這顆牙可能要考慮重新治療及重做假牙，千金難買早告知，早講一定比晚講好，但有講病歷也要有記載才更好。

3. 牙醫師對於要拔的牙，至少在病歷要能呈現出，你有跟病人說明及病人同意要拔這牙，最重要的是你有講及記載你認為這顆牙「為何要拔」，這是非常、非常、非常重要，一定要記載的事。

4. 當病人拒絕了其他假牙治療計畫的建議，如果當下沒記載病人所拒絕的內容時，等到萬一真的出問題時，病人通常都會說：「牙醫師沒跟我說有其他治療選項，而且早知道只做前面五顆假牙那麼容易壞，我就不會做了。」

三、錄音

　　萬一你真的有講，但你的病歷又真的忘了記載，這時只能指望自己沒忘了要錄（影）音，還記得「能得同意是最好，只錄彼此沒煩惱，錄音隱私爭議少，醫病關係是王道」，因為有錄不知誰死誰手，沒錄只能死於病人之口。

1. 「做對三件事」真的有用，法院認為告知、給選項、給時間做決定的程序，是病人需要的，也是法官想要的。

2. 黏假牙既然屬自費項目，就請院所作純自費。如果病人還有想做其他檢查、諮詢或處置，最好的方式還是跟他另次約診。

3. 要收自費前，請先確定你所在的縣市衛生局，有無公告「黏假牙」的收費標準，如果沒有，就算你有幫他黏的事實，但沒有依照衛生局公告的依據收費，或者根本沒有這項收費項目，會被開罰 5 萬元。

4. 牙周不好，從來不是拔牙的唯一選項，更不是被鑑定的

唯一選項，因為牙醫師建議拔牙可能有很多考量因素，但最重要的還是病人要同意，而且醫師能提出病人同意的證明。

5. 就算你真的完整告知，病歷有記載，有簽同意書，有給時間考慮，病人最後不願接受完整重建，特別是當只剩前牙，而且病人堅持只願先做前牙的假牙（不管是植牙還是固定假牙）時，別懷疑，最後他們這類假牙出問題及產生醫糾的比例超級無敵高，除非能說服病人全口一起處理，否則真心建議，如果可以，就盡量不要接這種 case。

Chapter

8

人工植牙
Dental Implant (implant)

01
一次植 15 顆牙

案例

　　60 多歲的甄女士，這幾年來因為牙齒疼痛無法吃東西，最近實在受不了，終於下定決心好好整頓牙齒，於是到住家附近的口碑不錯的「好習慣牙醫診所」就診。掛完號後，由郝醫師負責幫甄女士看診，郝醫師聽完主訴並拍攝 X 光檢查後，告知她需要整口重建，包括拔牙、植牙及抽神經，並為甄女士分析及建議治療方式，甄女士想說既然好不容易來了，就鼓起勇氣接受郝醫師的治療建議，於是預約一星期後開始進行療程，第二次就診郝醫師便開始療程，沒想到郝醫師手術當日竟然一次拔了她 4 顆牙齒，更直接將 15 支人造牙根全數植入，整個手術於 65 分鐘內完成，還包括 5 顆牙齒根管治療，甄女士雖然覺得整個手術過程好像哪裡怪怪的，但想說郝醫師既然口碑不錯，就應該相信他的專業。

　　沒想到手術完後一星期，突然高燒不退、意識昏迷，經家人送至醫院急診並住院治療，檢查後發現是因細菌感染引發猛爆性肝炎，最後住了兩個星期才出院。更糟糕的是，從植牙完後，一直出

現人工牙根鬆動、斷裂或義齒損壞、脫落、更因義齒材質甚差，不僅經常產生破裂而割傷口腔，甚至最後義齒竟然出現全數脫落的狀況，導致口腔化膿、牙齦炎及口腔流血等傷害等現象，不但長期影響進食，更導致經常性頭痛，期間甄女士雖持續多次讓郝醫師修補或重製，但都無法改善。經過三年終於受不了，甄女士跑去找「更好牙科診所」單醫師重新檢查，才發現竟然有植入之人造牙根座長短不一、外型不一且牙根植入過淺等不當情形。

因此甄女士忍無可忍，覺得郝醫師實在太誇張，不僅沒有注意植牙手術須先照射 X 光片，詳實診斷比對牙根座深淺及神經位置，以免傷及牙床及顏面神經，更沒有據實向她告知檢查結果、施行手術之風險及可能引起之各種傷害或併發症，讓她可以評估手術之風險及施行手術之意願，加上郝醫師竟然在 65 分鐘內一次同時拔除她 4 顆牙齒，更一次植入 15 支人工牙根，然後又幫她根管治療 5 顆牙齒，整個過程根本輕忽草率，於是決定對郝醫師提出刑事傷害告訴及民事求償。

做對三件事，不怕醫療糾紛

一、告知

《醫師法》、《醫療法》及《病人自主權利法》都有規定，「診治病人時，應向病人告知病情及醫療選項，而且病人有權知道預後情形、可能之不良反應及選項之可能成效與風險預後。」

對於病情解說，「四不一要」的原則必須落實，病人有「嗯」≠有「好」，有「好」≠有「要」，有「要」≠有「懂」，有「懂」≠有「效」，一定要「確認、確認、再確認」，特別是這種全口重建的大 case，每個環節解說都重要，一個出錯，就可能出現連環效應，因此事前一定要解說及確認清楚才動手。

植牙自從 2011 年起被衛福部規定為手術，一律必須填寫麻醉同意書及手術同意書，而只要是填同意書就不要忘了「四緩則圓」，告知書與同意書應該分開不同時間給，讓病人有時間了解的「分開緩」，施行手術之前，最好再約診確認一次的「確認緩」，牙醫師簽完同意書不要當下急著做，最好是讓他自己打來約，證明是他自己想清楚才願意做的「自約緩」，最後就是一定要讓他有時間好好考慮的「就是緩」。

植完後傷口的照護及注意事項，也是告知及處置的重點，絕對不要因為同意書上有寫，就以為不需講，另外拔完以後的回診追蹤，不僅要說、要做，還要約，不要管病人要不要來，會不會來，

約就對了。

二、病歷

　　《醫師法》第 12 條第二項有關病歷記載規定中的「其他應記載事項」，也就是「法律上病歷」的記載重點，包括了需記載「inform」、「mistake」、「yes」、「no」這四大要項，如果有落實，在訴訟時就能發揮很大的作用。

（1）inform

　　你有告知病人的病情、治療的選項，假牙的選項，以及各種選項的風險，這在《病人自主權利法》通過後，變得超級重要，這些告知內容，已變成是醫師義務的一環。以本例來說，牙醫師堅稱他有跟病人說明假牙及其他處置的過程，更有告知病人植牙手術的風險，問題是，證據呢？

（2）mistake

　　這點在這案例中佔了非常重要的地位，因為病人被植的牙竟在二、三年內就全部脫落、破裂、甚至還造成病人感染、傷害。做完假牙當下或之後的各種狀況的處理，很多牙醫師或許都很用心處理，但處理的始末卻很少記載在病歷上，還記得老鄧說過，這絕對是日後醫糾的一大來源，本案例就是活生生的例子。

（3）yes

告知病人植牙的風險後，最好還是要有時間讓病人考慮，如果最後他同意你的建議，病歷一定要記載，特別是在沒有簽「麻醉同意書」及「手術同意書」的情況下，病歷的記載是你唯一能證明病人有同意的證據。老鄧另外建議，就算你已經有簽同意書，最好還是養成習慣病歷也同時記載，順手多寫幾個字，雙保險，日後才會更保險。

（4）no

當你還有給病人除了植牙之外的治療選項時，不管病人最後選擇什麼，那些病人所拒絕的選項，不要就不管，這時它們還有另一個重要的功能，記載在病歷上，除了能證明是病人自己拒絕這些選項外，更代表你真的曾經有告知病人這些選項，別忘了，病歷一定要記載病人所拒絕的事項內容，因為這聲「no」，很有可能就是造成日後醫糾的原因之一。

三、錄音

萬一你真的有講，但你的病歷又真的忘了記載，這時只能指望自己沒忘了要錄（影）音，還記得「能得同意是最好，只錄彼此沒煩惱，錄音隱私爭議少，醫病關係是王道」，因為有錄不知誰死誰手，沒錄只能死於病人之口。

本案例是由真實案例改編，原案例刑事部分經不起訴後，病人還再議三次，最後才被駁回。而不起訴的理由，最主要是因刑事部分所需的證據力，必須足夠到讓檢察官相信牙醫師有過失，否則就算有證據，但強度不夠，刑事部分是不會無法拿來當起訴的證據。

例如對於病人所稱人工牙根鬆動或假牙不密合的問題，檢察官認為，「病人口腔內之人工牙根支台螺絲雖有未密合及鬆動之情形，究竟是牙醫師之手術不當造成，或者是病人使用情形、咀嚼習慣所致，因缺乏確切之證據可資認定，自難僅憑病人片面之指述，就認定牙醫師施行手術有過失之處」，另外對於病人堅稱牙醫師沒有告知，檢察官認為，「病人既然是商業總會理事長及五所大學之校務顧問，而且病人植牙當時已經 75 歲，依其學經歷及年齡，顯然不是年紀輕幼、缺乏社會經驗或智慮淺薄的人；因此就算牙醫師疏忽沒有告知病人檢查之結果及手術之風險，病人又怎麼可能在手術前未經詢問檢查結果或手術風險，以及深思熟慮判斷得失後，就貿然接受植牙手術醫療行為，因此可以認定病人於知悉檢查結果及手術之風險後，才接受實施植牙手術。」所以最後這個案件刑事不起

訴。

刑事都不起訴了，你認為民事就不用擔心了嗎？錯，絕對大錯特錯！民事要求的證據強度與刑事不同，而且引用的法律規定也不同，刑事有事，民事通常就會有事，但如果刑事沒事，民事可就不一定。本案就是一個例子，民事歷經三審才定讞。

民事部分（臺灣高雄地方法院民事判95年度重訴字第253號，臺灣高等法院高雄分院民事判決97年度重上字第56號及最高法院民事裁定102年度台上字第1740號）

一審時，法院要病人自己舉證，證明猛爆性肝炎及胃臟、心臟等疾病是牙醫師植牙手術所造成，另外牙醫師所植入之義齒，雖有人造根座鬆動、斷裂、義齒損壞、脫落等現象，但此情形發生之原因，也有可能為病人本身咬力、咀嚼習慣、飲食習慣、是否有磨牙緊咬現象、陶瓷義齒製作之精密性、人工牙根數量、軸向、於口內分佈位置、咬合設計等，不能只以人造根座、義齒有損壞等現象，就認定是牙醫師植牙手術不當所造成。此外，更無證據足以認定這些損壞是牙醫師的原因所導致，最後一審判病人敗訴。

但二審時就不同，二審法官竟然大翻盤改判病人勝

訴，因為二審法官反過來要求牙醫師自己舉證，證明這些
問題與牙醫師的處置無關，但因為病歷的記載都無法證明
醫師自己有說、有做，所以最後牙醫師反而需賠償病人
454,050 元（醫療費用共計 54,050 元＋及精神慰撫金 40
萬元），最後上訴最高法院被駁回定讞。而這案子從不用
賠到要賠其中有兩個重點，一個是「猛爆型肝炎」到底與
植牙過程有無關聯，第二個是植牙過程、植體或假牙損壞
過程的處置，這兩點一、二審法院的見解不同，就造成不
同的結果，這個案例真的非常值得有在從事植牙的醫師好
好參考。

（1）「猛爆型肝炎」等感染

● 一審見解

依病人感染沙門氏桿菌之時間，應為 2002 年 12 月 8
日前 3 日左右，離 2002 年 11 月 29 日植牙手術已經過了
9 日，其感染時間並不符合，而且病人前往醫院急診時，
口腔內與頭頸部淋巴結並未發現腫脹或發炎情形，顯示該
細菌感染並非源自於口腔或植牙手術所致，因此這些猛爆
性肝炎及胃臟、心臟等疾病，並無證據證明係因植牙手術
所致。所以病人主張本來無肝臟或心臟疾病，是因牙醫師
施行拔牙及植牙手術不當，才出現猛爆性肝炎進而傷及胃

臟、心臟，並沒有依據。

● 二審見解

沙門氏桿菌通常經由食物而導致疾病，病人植牙時已63 歲之高齡，且牙醫師於 2002 年 11 月 29 日當日除拔除上訴人 4 顆牙齒，又將 15 支人造牙齒全數植入，並進行根管治療程序，未適當評估以病人之年紀、身體狀況而就進行這些牙齒治療，病人於此情況下，免疫力不足，當然容易感染，之前鑑定意見認與植牙手術相關性低，顯未考量病人之年齡及當時狀況。再參考鑑定意見所估，其感染時間應為 2002 年 12 月 5 日左右，與本件 2002 年 11 月 29 日第一次植牙行為相隔僅一週，時間極為接近，則牙醫師於 2002 年 11 月 29 日第一次植牙行為與病人於 2002 年 12 月 8 日之該次院住院沙門氏桿菌感染，難謂無相當因果關係（就是有關係的意思啦）。

你看看，一審覺得過 9 天所以無關，而二審認為應該是 7 天所以有關，最主要是二審認為需考量病人年紀及身體狀況，而最高法院也同意此觀點，「牙醫師未能審酌病人之年齡及身體狀況，並實施手術可能產生之併發症風險，及向病人善盡告知其病情、治療方針、處置、用藥、預後情形及可能之不良反應，與植牙手術原因、手術成功率或可能發生之併發症及危險，導致數日後即因猛爆性肝

炎住院治療」，也許對於這點每個人有不同意見及看法，也不論你贊不贊同法院的看法，但至少二審的觀點被最高法院接受，所以當然值得大家注意，而全聯會版的植牙同意書，也因為這案件後，將「猛爆型肝炎」列為應告知病人的植牙風險之一。

（2）植牙過程

這是整個判決最精彩的部分，希望有從事植牙的牙醫師能好好參考，法官會如何檢視你從植牙開始，到中間階段處理，及失敗後再處理整個流程，以下是法官在意的點及病歷記載上該注意的點。

● 告知風險，病歷未記載

一審因為法官要病人自己舉證牙醫師沒告知，所以並沒有多加討論這部分病人的權利有無受損，二審法官則因為要牙醫師自己證明有告知（也就是所謂「舉證責任倒置」），老話一句，牙醫師當然都說自己有講，但法官會問：「證據呢？」法官說：「醫師對病人進行拔牙及植入人工牙根時，對於手術之範圍、是否分次進行、以及植入人工牙根之數量，的確應該審酌病人年齡、身體狀況，並與病人充分溝通後再做決定。此決定必須是醫師與病人都同意的情況下才進行治療。」所以法官問牙醫師到底有沒有說，

牙醫師當然拿不出證據，因此法官認為，牙醫師進行拔牙及植入人工牙根時，對於手術之範圍、是否分次進行、以及植入人工牙根之數量，審酌病人年齡、身體狀況，對於是否有跟病人充分溝通後才開始進行，只有辯稱在 2002年 11 月 29 日植牙手術前有將風險告知，但最後拿不出證據來證明到底有説及説了什麼，加上病歷也沒相關記載，因此法官認為牙醫師沒盡告知義務。

● 植牙前的 X 光判斷，病歷未記載

法官繼續問，有無透過術前 X 光評估是否適合植牙，牙醫師當然又説：「有啊！」法官一樣會問：「證據呢？」法官認為：「牙醫師雖於植牙手術前於 2002 年 11 月 21日至其他牙醫診所進行牙齒 X 光照攝，牙醫師稱該牙齒 X光照攝是用以評估植牙説明之用，而且已詳細評估植牙適合狀況。但牙醫師就其是否用以評估植牙區之骨質、骨頭尺寸、周圍解剖構造，如神經血管或是上顎竇位置等，以決定是否能夠直接植牙，以及 X 光片有根尖片、環口 X 光攝影或傳統式斷面斷層攝影，抑或是電腦斷層攝影，而提供植牙區齒槽骨不同切面之影像，並熟悉各種不同 X 光攝影，均未能舉證以實其説，且病歷記錄亦未記載牙醫師如何以該 2002 年 11 月 21 日之牙齒 X 光照攝作為評估判斷是否有植牙之用」，所以最後法官當然又認為牙醫師沒説

明。很多診所植牙病歷記載的實在太過簡單，簡單到看起來像帳冊，只記載每個階段收了多少費用，但這卻似乎也是許多牙醫師的習慣，但這個案件，法官認為從植牙前的Ｘ光評估，用的是哪些影像、評估出什麼、及適不適合植牙，牙醫師應該在病歷上呈現這些內容，才能證明牙醫師真的事前有評估及說明。

● 為何需要根管治療，病歷未記載

鑑定意見認為「只有在進行評估後發現該牙齒已經牙髓腔內發炎、或甚至神經壞死才需要進行根管治療……由於牙醫師對於接受根管治療之牙齒狀況並未在病歷記載，療程亦無記載，因此無法得知根管治療之必要與否與所需時間。」而法官也認為牙醫師當日拔除上訴人 4 顆牙齒後，又將 15 支人造牙根（下顎 9 支、下顎 6 支）全數植入，然後又對病人原有之 5 顆牙齒（下顎前排）根管治療，其本應將根管治療之牙齒狀況及療程予以記載，而牙醫師病歷竟然都沒記載，導致無法鑑定根管治療是否有必要，因此很難做出對牙醫師有利的判定。這也就是老鄧常說的「法律上病歷」的三要素：「為什麼」、「給選項」、「提證明」，也就是當幫病人進行治療或處置時，必須在病歷上記載你為什麼要做這治療，雖然這不是「健保上病歷」規定要寫的內容，但相信我，法官真的都很在意。

● 植體鬆動後的處置依據，病歷未記載，更沒拍X光片

病人主張下顎右後方之牙根座植體未能與牙床骨密合，所以出現鬆動現象，但牙醫師無視於應先拔除舊植體在於原植入處填入骨粉，等待牙骨復原後重新植入新植體，竟直接割開復元之牙床肉，拔除原來人造牙根座後，就立即重新植入較大之人造牙根，因此病人認為牙醫師有過失。

a. 一審認為與牙醫師無關

病人所植入之義齒，雖有人造根座鬆動、斷裂、義齒損壞、脫落等現象，但此情形發生之原因，可能因為本身咬力、咀嚼習慣、飲食習慣、是否有磨牙緊咬現象、陶瓷義齒製作之精密性、人工牙根數量、軸向、於口內分佈位置、咬合設計等，不能只因人造根座、義齒有損壞等現象，就認定是牙醫師植牙手術不當所造成。此外，也沒有足夠證據證明這些損壞與牙醫師有關。

b. 二審認為與牙醫師有關

二審法院認為牙醫師對於植體鬆動後所做的處置有無疏失，必須自己舉證，但一來因為病歷沒記載為何決定要這樣處置，二來當時沒拍攝相關X光片佐證自己的處置合理，因此認為有疏失，「人工牙根發生鬆動時，需移除該人工牙根，而要在原植牙區重新植入人工牙根時，須先考

量植牙區骨頭尺寸是否容許植入直徑較大之人工牙根，移除原先失敗之人工牙根齒槽骨是否有發炎或感染之跡象，可否立即植入較大支之人工牙根等，但牙醫師並未於病歷記載或有 X 光片佐證上開情事，即無從判斷牙醫師是否有考量上述因素才直接拔除牙根，再加上牙醫師未依規定於病歷上記載，致因此無法認定有無疏失，所以就無法做出對牙醫師有利的認定。」這很值得提醒許多有從事植牙的牙醫師，牙醫師一般對於出現鬆動的植體，通常會做自己認為合適的處置，但很少人想過，萬一需要自己舉證自己的處置合適時，你要用什麼證據來證明自己，除了病歷記載外，還有一件容易疏忽的事情，就是拍 X 光片，留下當時術前及術後的證據，不要看到植體鬆動就直覺進行處置，稍微暫停一下，先把資料該記錄的紀錄，該拍攝拍攝，及該保存的保存。

● 假牙陶瓷為何一直破裂，病歷未記載，更沒拍 X 光片

病人的上下顎假牙陶瓷在裝置完成後，二個月內幾乎都破裂，而法院認為「義齒發生陶瓷破裂的原因有數種，或因缺乏牙周韌帶緩衝作用，咬合不當及設計義齒外型與金屬支架時尺寸拿捏有誤，抑或燒瓷時瓷塊中出現氣泡而使得材料強度變弱，牙醫師應試圖改善並尋找上訴人第二次植牙行為後裝設義齒後陶瓷屢屢破裂之原因，然此部分

因缺乏牙醫師本應於病歷上之紀錄以及 X 光片之拍攝影像，故無從判斷，同前所述，亦難為牙醫師有利之認定，病人主張牙醫師第二次植牙行為不當，導致裝設之義齒陶瓷屢屢破裂，其有過失等語，應為可採。」我想，真的很少牙醫師對於假牙陶瓷破裂，會特別記載原因及拍攝前後 X 光片，但假牙陶瓷破裂，特別是做沒多久就破，真的很容易造成醫糾，更不要説一次破那麼多顆，因此在對於破裂修補，法院提出這個看法，希望你自己舉證為何會造成這現象，才能改善陶瓷一直破的原因，而不是就直接修補。

● 假牙陶瓷破裂，為何選用夾碎直接再套一層的方式，病歷未記載，更沒拍X光片

「病人的上下顎假牙陶瓷破裂及鬆動，牙醫師選擇先將下顎 14 支義齒表層外皮陶瓷用鉗子全部夾碎，再用機器磨光重新製作，完成後再套上原義齒底層，致原新 2 層之人造牙齒再上 1 層黏上磨光後之牙根肉鐵質，變成 3 層，幾天後因下顎義齒左方再度鬆動，牙醫師決定將上排義齒 14 支全部用鉗子夾碎再磨光，試裝上排 14 支分 3 段重新製作之義齒，病人認為造成臉型變形，牙醫師有過失。」

關於這點一審沒多加討論，但二審認為「當義齒陶瓷破碎時，首先應考慮將義齒取下重新燒瓷，若無法取下義齒時，牙醫師之方法可屬另一種折衷方案，然而必須審慎

進行，因為此種作法是有條件的：原義齒邊緣必須與人工牙根支台密合，因為不密合義齒邊緣，也會造成牙肉腫脹發炎；而且修磨厚度必須足夠製作第三層之牙套，否則會使得整組義齒變的更厚更重，甚至影響病人咬合高度，因以鉗子將陶瓷夾碎應非容易之事，依病歷記錄及X光片影像，無法鑑定牙醫師是否有審慎評估此種作法，牙醫師既未於病歷為療程、病況之記載，導致無法鑑定牙醫師以鉗子將義齒夾碎之行為是否有審慎評估此種作法，又很難認定牙醫師於處理病人義齒陶瓷破碎之行為時，並無過失。」（也就是又認為牙醫師有過失），其實法律並沒有規定牙醫師一定得做哪種處置，因為牙醫師有自己的臨床裁量權，但重點是需有所本，也就是你為何這麼做，及拿得出證據來證明自己，為何要選這個術式做，當然你的「為什麼」和「提證明」最好的辦法就是病歷，另外別忘了拍攝當時術前及術後的X光片，牙醫師應該從沒有發現過，治療過程中的X光片竟是這麼重要，因為法官每個過程都認為需要。

● 植體斷裂造成傷害，病歷未記載，更沒拍X光片

病人不僅發現裝設義齒（下排）全部掉落，而且植牙之螺絲拴支柱共斷3支（左後下方段2支、右前下方斷1支），因此造成他牙齦腫脹發炎的痛苦，所以認為牙醫師

植牙不當有過失，而二審法院也認為牙醫師在這部分有過失，理由為「病人植牙螺絲栓支柱斷裂，原因諸多，但牙醫師在 2005 年 1 月 8 日替病人為第二次植牙行為裝上螺絲後，本來應該在病歷記載植牙後裝設螺絲之情形及裝設前、後之拍攝 X 光片記錄，但竟然沒有這些記載，所以無從判斷有無過失，當然就無法做出對牙醫師有利的認定。」這又是法院對另一個植牙過程的判定方式，就是在植牙一階過程的前後不僅病歷該記錄植入情形，更需要拍攝前後 X 光片佐證，否則當病人發生問題，法院要牙醫師證明自己沒過失時，應該沒幾個人拿得出證據吧。

　　不論你贊不贊同法院的見解及看法，更也許你可能不屑、不滿、不爽法院的認定方式，但法院最後結果就是這樣判，更何況還有最高法院背書，所以你的感覺如何已經都不重要，因此對於判決的看法，老鄧一直認為對於醫師而言，到底是改變法院的想法容易，還是調整自己的做法容易，特別是當已經有前例可循時，你當然可以繼續按照自己的做法來看診與植牙，或者也可以願意稍微調整自己病歷記載的方式與內容，更願意記得隨時拍攝術前及術後 X 光片。因為如果下次類似的案件發生在你身上，也許你運氣好，一路都碰到與一審一樣看法的法官，但如果運氣差，碰到二審看法的法官，就會如同這個案例，從刑

事提告，歷經三次再議，然後民事一路打到最高法院，從 2002 年打到 2013 年，總共快 12 年。12 年有多久，就是小孩出生到國小畢業這麼久，剛好 12 年，但人生又能有幾個 12 年？

對於植牙，絕大多數牙醫師寫的病歷真的太簡略，也太輕忽，這個判決真的可以提供有從事植牙的牙醫師一個省思機會，想要安心、放心的植牙，這案例法官的看法真的值得參考。從開始的告知、植牙整個過程及萬一出現失敗狀況，病歷該如何記載，而且最好每個處置的前後 X 光片都應拍攝，如果你願意照做，當然不能保證病人不會告你，但卻絕對能縮短醫糾處理過程及減少訴訟的時間，因為你拿得出證據，而這也是這本書一直想分享給大家的信念與理念。

02
萬惡「調」為首

案例

　　甄女士 60 多歲，這幾年來因為牙齒疼痛吃無法東西，最近實在受不了，終於下定決心好好整頓牙齒，於是到住家附近的口碑不錯的「好習慣牙醫診所」就診。掛完號後，由郝醫師負責幫甄女士看診，郝醫師聽完主訴並拍攝 X 光檢查後，建議甄女士先做上排左側第一小白齒（牙齒編號 24）、第二小白齒（25）植牙療程及上排左側第一大白齒（26）假牙更換，接著再進行下排左側第二大白齒（37）植牙療程，約定總費用為 255,000 元，後續整個治療過程平順，但沒想到假牙裝完進行整體咬合測試時，甄女士多次跟郝醫師反應假牙咬合高度落差甚大，無法吃東西，但郝醫師都表示這沒關係，不用重作，堅持用修磨其他周邊牙齒的方式替她調整咬合。甄女士雖然覺得有點怪怪的，但想說為了顧及手術療程一體性且尊重專業，於是聽從郝醫師「僅修磨周邊牙齒」建議，配合進行後續治療。沒想到郝醫師後來竟然修磨她全口 10 幾顆牙齒，甄女士感覺牙齒很不舒服，但郝醫師仍堅持繼續修磨其他周邊牙齒，結果造成多數正常

牙齒變薄、變短、下門牙頂到上門牙、上門牙崩裂、左右側咬不到對咬牙、牙齒嚴重痠痛、引發頭痛及頸顎關節嚴重痠痛、嘴巴右高左低、嘴巴歪斜等不適症狀。甄女士只好前往大醫院就診，經其他醫師表示因進行植牙及更換假牙手術只有 4 顆牙齒，術後遇有咬合不正問題，應採重新製作植體或假牙方式調整，絕非以大幅修磨其他正常牙齒之方式處理；且經醫師檢視結果，原本完好之 14 顆牙齒牙冠咬合面已嚴重磨損，右上、右下整排牙齒咬合垂直高度大幅降低，左上門牙厚度變薄、長度變短，左右兩邊嚴重咬不到對咬牙，造成全口咬合點嚴重錯亂，多數牙面經修磨後已趨近「零度牙」，咬合咀嚼磨碎撕裂食物功能大幅減退，醫師並告知所有牙齒受嚴重破壞，如要修復則須再進行全口治療，但必須負擔一筆不少費用。

甄女士聽完後越想越氣，認為這一切都是郝醫師植牙及更換假牙失敗，加上後續治療不當修磨行為，害她不僅須花錢重新進行植牙及假牙贋復，而且還併發其他身體傷害，身心飽受煎熬，於是決定委託律師發函給郝醫師，郝醫師表示於進行手術前，已充分說明並徵得同意才進行手術，而且診療時一再說明治療情況，同時拿鏡子讓甄女士清楚診療過程，郝醫師認為自己時時都有讓病人了解牙醫師在做什麼，根本沒有不將治療計畫向她說明之情形，而且他以修磨方式進行調整，其修磨之部位也包含所做的假牙或其他牙齒，符合醫療常規，因此不認為他自己有疏失。甄女士認為，既然郝醫師沒任何誠意，也不願意談，那就法院見，於是決定提出民事訴訟求償。

做對三件事，不怕醫療糾紛

一、告知

　　《醫師法》、《醫療法》及《病人自主權利法》都有規定，「診治病人時，應向病人告知病情及醫療選項，而且病人有權知道預後情形、可能之不良反應及選項之可能成效與風險預後。」

　　對於告知病人只要提出訴訟，一定會說醫師沒告知或告知不清楚，因此病情解說時，「四不一要」的原則一定要落實，病人有「嗯」≠有「好」，有「好」≠有「要」，有「要」≠有「懂」，有「懂」≠有「效」，一定要「確認、確認、再確認」，特別是假牙與植牙製作，每個環節解說都重要，一有出錯，就可能被認為是沒解說清楚而被大做文章。

　　告知治療計畫，這是對於不管是只有做 1 顆假牙，還是做 10 顆假牙，植 1 顆牙，還是植 10 顆牙，特別是自費項目，一定都要先跟病人說明清楚，植牙手術同意書依法是一定要簽的，如果能有假牙同意書更好，而且最好一式兩份，就算沒有至少也要能在病歷上簽名，如果有內容需增補，兩份都要寫上，最好請病人在旁邊簽名，以免日後不認帳。

　　對於調整咬合，如果是調做的那顆假牙當然沒有問題，但如果是要調其他的牙，一定要事先跟病人告知必要性及風險，特別是調自然牙，絕對、絕對要先說，因為萬一調完造成敏感，那絕對有理

說不清，並且不僅要徵得口頭同意，病歷或同意書一定也要記載及簽名。

二、病歷

　　《醫師法》第12條第二項有關病歷記載規定中的「其他應記載事項」，也就是「法律上病歷」的記載重點，包括了需記載「inform」、「mistake」、「yes」、「no」這四大要項。

（1）inform

　　你有告知病人的病情、治療的選項，假牙的選項，以及各種選項的風險，這些告知內容，已變成是醫師義務的一環。以本例來說，牙醫師堅稱他有跟病人說明假牙、植牙的治療計畫及調整咬合的方式，而且病人有同意，甚至說他有拿鏡子給病人看，而病人從頭到尾都知道他處置的過程，但老話一句，「證據」呢？

（2）mistake

　　當牙醫師完成假牙後，發現咬合高度不足，病人也發現此現象，此時你就該提高警覺，包括後續處理及病歷記載，甚至如果病人反應調整完後出現其他的問題，例如病人感覺牙齒會酸會敏感，此時或許就不應該繼續堅持修磨牙齒，而是應該積極協助病人處理他反映的症狀，並在病歷上記錄處理過程，而且如果自己真的無法處理，則就應該積極建議轉診，很多牙醫師遇到類似狀況，或許

都有用心處理，但處理的始末卻很少記載在病歷上，還記得老鄧說過，這很可能就是日後造成醫糾的主因之一。

（3）yes

當有告知病人假牙或植牙的風險後，最好還是要有留時間讓病人考慮，如果最後他還是選擇你的建議，那這時病歷一定要記載，特別是在沒有簽「假牙告知同意書」的情況下，因為這時病歷的記載，是唯一能證明病人有同意的證據。老鄧另外建議就算你有簽同意書，最好還是養成習慣病歷也同時記載，順手寫幾個字，雙保險，日後更保險。

（4）no

當你還有給病人其他的治療選項時，不管病人最後選擇什麼，那些病人所拒絕的選項，千萬不要就不管，而是把它們記載在病歷上，因為除了證明是病人自己不要這些選項外，更代表你真的曾經有告知病人這些選項，別忘了，病歷一定要記載病人所拒絕的事項內容，因為這聲「no」很有可能就是日後醫糾的根源。

三、錄音

萬一你真的有講，但你的病歷又真的忘了記載，這時只能指望自己沒忘了要錄（影）音，還記得「能得同意是最好，只錄彼此沒煩惱，錄音隱私爭議少，醫病關係是王道」，因為有錄不知誰死誰

手，沒錄只能死於病人之口。

萬惡「調」為首

　　這又是個真實的案例，可參考：臺灣臺北地方法院民事判 101 年度醫字第 35 號，臺灣高等法院民事判決 102 年度醫上字第 26 號，最高法院民事判決 105 年度台上字第 1021 號，臺灣高等法院民事判決 105 年度醫上更（一）字第 3 號。病人在一審時除要求牙醫師返還已付的 255,000 元，還應賠償所受財產上損失 3966495 元及精神慰撫金 500 萬元，總共 8,966,495 元，而各審級的結果則為：

● 一審

　　認為牙醫師所採取之醫療處置行為，符合一般醫療常規，因此不認為有醫療疏失行為存在，而且病人損害與牙醫師醫療行為間也不具相當因果關係，也就是判病人敗訴。

● 二審

　　結果翻盤，法官認為病人接受植牙手術及假牙裝置之醫療行為後，確實存有當右側牙齒咬緊時，左側後牙區約需墊 10 張咬合紙的厚度，才能咬到同樣緊度之咬合狀態，因此牙醫師有不完全給付的因果關係，判牙醫師應賠醫療費用 10,542 元及慰撫金 30 萬元，共 310542 元。

● 最高法院

上訴到最高法院，竟然被發回更審（因為覺得不應該賠這麼少），理由包括：認為牙醫師在已然發生醫療爭議之情形下，不僅未保存病人齒模（對，就是齒模），更竟把它銷毀（其實大多牙科院所，假牙裝完後就會把石膏模型丟掉，但法官覺得是故意銷毀），有法律上證明妨礙情事。另外就病人主張牙醫師應該賠償不屬於療程內被修磨掉的其他牙，而被其他醫院評估認為需進行全口牙齒矯正及贗復治療而請求賠償部分，如果齒模還在的話，說不定就可以作為判定療程前與療程後，非療程內牙齒有無受損之依據，因此牙醫師既然自己銷毀齒模證據，就不能認定因沒有齒模，所以牙醫師不需賠償其他牙之傷害損失（也就是說，你自己把齒模丟掉，導致自己舉證不出沒傷到其他牙，自己就得負賠償責任）。

● 更一審

既然最高法院都這麼說了（牙醫師對於其他牙也得負責），於是更一審最後再加判牙醫師還得付病人全口26顆牙齒固定假牙贗復醫療費用總共73萬元，並再多判賠精神慰撫金30萬元，共103萬元，連帶二審判賠的310542元，牙醫師總共要賠超過134萬元，天呀！

這個案例有幾個地方很重要，一定要注意。第一個就是調整咬合這件事，特別是當調的不是自己做的那顆假牙

時，這個在一審認為修磨其他自然牙是符合醫療常規，而且醫審會因為無從比對出遭修磨之牙齒為何，也無法確認是哪幾顆「自然牙」遭修磨，甚且具體指明透過齒列模型（那是後來病人去其他醫院就診所取的模型，因為最初的原始模型，早被牙醫師丟棄），呈現病人咬合力較強，導致有全口牙齒自然咬耗現象明顯情況，因此病人主張對其自然牙有不當修磨，卻無法提出相關證據證明自己哪些牙被不當修磨，或證明被告確有不當修磨其自然牙之醫療行為，因此判病人敗訴。

但二審就不這麼認為，二審認為病人假牙做完後，仍存有「當右側牙齒咬緊時，左側後牙區約需 100um（約 10 張咬合紙厚度）才能咬到同樣的緊度」的咬合問題時，牙醫師卻仍堅持採取修磨牙齒，捨其他符合醫療常規之醫療方式不為之，顯然是未能考察病人全口口腔個別特殊情狀、斟酌病人病情，診斷出可行之治療方式，其所為醫療行為，無法認定有對病人作最佳醫療判斷，與採行最符合利益之醫療方法。另外，牙醫師至今未說明並舉證，證明修磨病人何處之牙齒及其所修磨之程度為何，及決定採取修磨牙齒之治療方式前，有沒有先經病人同意。因此二審認為牙醫師就其採行修磨破壞病人其他牙齒，以治療病人咬合問題之醫療方式，是有疏失的。

說到咬合調整，真的是假牙的醫療糾紛根源之一，曾

經有位資深保險從業人員在某牙份科刊物提到，牙醫師為了調整咬合，需要修磨上下牙齒本來就是醫療常規，如果病人在裝戴假牙時，因空間不足拒絕修磨對咬牙齒，這時假牙無法裝置，那責任是歸屬病人。這件事老鄧認為他只講對了一半，透過修磨牙齒來調整咬合是醫療常規中的一項，而且對於裝假牙是必須的，因為沒有牙醫師能把假牙做到百分之百準確而不需調整，但原則上是以修磨做的那顆（座）假牙為主，但有時真的客觀因素上，假牙空間真的不夠，的確不得不修磨對側牙齒（也許是真牙，也許是假牙），但這有個超級大前提，如果是空間不足，照理說是牙醫師在做假牙之前就該評估得到，也是在做假牙之前就需告知病人：「因為你的牙齒實在空間不足，所以很有可能在做或裝假牙時，會需要修磨到對側牙齒，如果你同意，我才能幫你開始做這假牙，否則很抱歉，我無法製作。」絕不是如這篇文章所說，事前沒先告知病人，事後當病人拒絕修磨對牙，反而怪罪病人，這絕不是病人的錯，而是牙醫師術前沒有評估完全的疏失。

再舉另一個案例，有個病人一直到處逛診所，他口中的植牙、根管及 TMJ 的問題，可都是由牙科界的大師們處理過，但他一直覺得左下由根管大師做完好幾年根管治療的臨時假牙，使用起來就是怪怪的，而且不舒服感一直困擾著他，於是來到住家附近一間看起來還不錯的牙科診

所，經院長診斷後，告知他可能是因為那顆臨時假牙已破損，造成咬合不穩定，建議他重做一顆臨時假牙試試看會不會改善，病人自從重做了那顆臨時假牙後，每次回診都笑咪咪告訴院長，真的感謝你幫我解決了我多年來困擾，院長也很高興能幫病人解決之前許多大師都解決不了的問題。一個月後病人回診時跟院長說：「我覺得右邊牙齒使用起來也怪怪的，可否麻煩你幫我也看一下？」院長看完後認為應該是牙齒咬合的關係，就跟病人說：「我幫你調一下咬合，試試看會不會改善。」病人因有上次左邊的良好經驗，當然立刻說好，沒想到下次回診時一進門就破口大罵說：「都是你亂修我牙齒，害我不僅不能咬，還因牙齒病痛衍生影響鄰近牙齒功能，頭痛、脹氣、胃痛、嘴巴歪斜，無法正常睡眠等後遺症，導致心理重大創傷，我不管，你要負責幫我重做右邊的假牙，要不然我要告你。」後來診所每天都被病人電話疲勞轟炸數小時，不勝其煩，最後不得不花錢跟他和解，問題是院長重頭到尾只收了病人臨時假牙 1000 元，最後卻因為調另一側咬合且修磨牙齒才幾秒鐘，竟付出了數十倍慘痛的代價，真的無奈。其實現今社會上許多人都有情緒或者壓力過大問題，而這些問題更容易影響 TMJ 或者咬合的表現，真心建議在評估收治病人時，除了評估牙齒專業問題外，透過病史的詢問及觀察，對於心理這方面的狀況也需適當評估，否則常常不

僅好心沒好報外，反而惹了一堆惡報。

因此如果病人真的需要調整咬合，特別是修磨的不是自己做的那顆假牙，而是其他牙（不論是自然牙或假牙）時，除了一定要得到病人同意，並且要有證據證明病人有同意（同意書或者病歷記載，甚至簽名）外，更重要一點，就是一定要事前告知可能產生的問題，而且要讓病人有時間考慮及決定，當然這告知的內容必須記載在病歷上，不論是在做假牙前或後，否則除非你真的很有把握，要不然真的不要隨便動病人的咬合現狀，特別是在現今社會。

齒模想留留成愁

這個案子另一個敗訴的重點就是，法院認為牙醫師故意把齒模丟棄，有妨礙證據的嫌疑，如果病人是印完模或處置完成後就提告，這時齒模或許應該都還會保留在診所，但萬一隔了一段時間後呢？不知各位是否會有這疑問與困擾，既然齒模屬廣義病歷一部分，照理說那不就得跟病歷一樣至少得保存七年，但如果真是如此的話，那每家牙科院所不就得租個倉庫專門堆齒模，不過牙科實務上運作卻又不是如此，因為對大多數診所而言，通常病人假牙或矯正完成後，會在一定時間（一天、一星期、一個月、三個月等）選擇丟棄。只不過這一丟，有可能產生以下幾個問題。

● 齒模屬病歷一部分

高院的見解認為齒模屬廣義病歷一部分，這點是合理的，例如紙本病歷或影像依法要保存七年，這也是合理的，但模型雖屬病歷一部分，但保存期限如果也是依法也同樣被認定七年，那在實務上就真的很有困難，萬一病人前來索取，但院所卻已丟棄無法交付，那會不會有可能被衛生局當作病歷未依法保存開罰 1 到 5 萬，且被令限期改善，如果屆期未改善者，還會被按次連續處罰的問題？

● 如果病人提出訴訟？

由於齒模是可以被讀出很多故事的醫療紀錄，從病人初診時全口或者每顆牙的型態與狀況、診治過程中排列或型態的轉變、診治完成後相鄰牙齒或口腔的整體改變，都可以從齒模中適當地被解讀，特別是在醫糾發生或訴訟產生時。

而二審改判醫師須賠 310542 元，其中一項重要因素就是醫師提不出齒模當做證據，高院引用民事訴訟法第 282 條之一證明妨害的適用（如果老鄧沒記錯，應是第一次將這一條法律用在牙科醫療判決之中），而判決醫師敗訴，法院認為，「病人 2010 年 12 月 17 日最後一次調整後，隨即於同年月 30 日以律師函向醫師表示發生咬合高度落差甚大之損害，而請求負損害賠償責任，醫師既於同年月 31 日收受該函，竟然在已然發生醫療爭議之情形下，未保

存上訴人齒模，而遽予銷毀。」因此懷疑牙醫師有將齒模該項證據滅失之故意，所以不採信牙醫師所提出的辯解。

法院這段話乍看之下好像很有道理，因為從最一次看診到收到律師函不到半個月的時間，牙醫師竟然就把模型丟棄，顯然有可能是為了淹滅證據，但法院如果了解牙科實務，病人假牙完成是在 2010 年 5 月 24 日，到 2010 年 12 月 17 日甚至 31 日都已經過了半年以上，通常應該沒有診所會把完成後的假牙模型保留那麼久，所以法院這方面真的誤解了牙科實務的操作。

更慘的是，最高法院也贊成二審這部分的看法，如果最高法院所贊同之看法日後成為法院共識，且變為訴訟日常，那事情就嚴重了，因為應該找不到幾家牙科齒模會保留超過半年以上，那麼只要一進入訴訟，加上法院又引用證明妨害這條，這樣對牙醫師絕對是不利，甚至敗訴機率大大增加。雖然依一般診所慣例，假牙完成後院所齒模就會丟棄，而不是故意在訴訟時才丟棄，只是依此案件，看起來法院是不採信的，法院認為既然齒模是廣義病歷一部分，而記載詳實之病歷或保存完整之醫療紀錄，乃醫療訴訟中最重要之方法之一，醫師未能保存上訴人術前齒模，以利法院判斷上訴人術前口腔整體情狀，再加上病歷也沒有把病人治療前、治療中之牙齒狀況以及療程予以記載，當然很難對醫師有利的認定。或許會有人說，現在如果採

用數位口掃，就不容易有丟棄的問題，這可能是事實，只是現今法院仍是對實體的證物比較習慣，況且如何證明你的數位資料嚴謹可信且未被竄改（因為電子病歷是有電子簽章確認，但其他資料目前並沒有），或許這會是日後的另一個課題。但如果齒模真的因屬病歷一部分，依法必須保存七年，但這在牙科實務上絕對窒礙難行，問題是法院又只能依法解釋及適用，難道我們就只能坐以待斃，無法可施嗎？

老鄧覺得不是，目前齒模衍生訴訟案件也許不多，牙科醫療案件適用證明妨害法條的案件好像也才首例，但仍須未雨綢繆，只是透過修《醫療法》困難且緩不濟急，但或許可以先請全聯會要求衛福部，做出符合牙科齒模保存實務操作上可行的函釋，例如牙科醫療院所齒模之保存，至少需多久（例如一個月、三個月、半年），以維醫病雙方之權益等，如此一來，或許在面臨醫糾或訴訟時，牙醫師才有所依循，更可避免被法院誤會牙醫師是故意毀證，故意妨害，或許是最快可行方法。

老話一句，「做對三件事」絕不是讓你不會被告，而是當萬一你被告時，能幫你有機會從醫療糾紛或訴訟中更迅速及更平安脫身，但前提是，不要嫌「做對三件事」麻煩及花時間，老鄧說過，看你要省下寫病歷的幾分鐘，還是想省下面對糾紛或訴訟時的幾百、幾千、幾萬分鐘。

03

好心要說也要記載，要不然容易沒好報

案例

　　病人甄小姐，這四年來都在住家附近的口碑不錯的「好習慣牙醫診所」就診，這次因為左上正中門牙不小心因跌倒斷裂，於是請郝醫師幫他做植牙處理，但在植牙第一階段完成二個月後，不知是何緣故，郝醫師未經她同意又再植入另一根植體，並裝上臨時假牙給她使用，但沒想到後來裝的這植體不僅比牙床還突出，且因為搖晃讓她該處疼痛，更慘的是還害她右上側犬齒造成移位，造成與旁邊牙齒有空隙出現無法密合之情形，最後實在痛得受不了，越想越不對，一定是哪裡有問題，於是跑到甲醫院求診，照了 X 光後有竟發現一顆牙有兩隻植體，但甲醫院請她回原診所處理，之後甄小姐又到乙醫院，拿 X 光片告訴令狐醫師在左上顎有二根植體，一大一小，要求要把它們拿掉。令狐醫師看了她的牙齒，發現缺牙部分從 X 光片可以看到二根植體，於是動手術把二根植體拿出來。打開的時候，比較小那一根，旁邊都沒有骨頭，會搖動，所以很簡單就拿

出來,大根的植體,三分之二被骨頭包覆有小部分露出來,但還蠻牢固的,因此花了一些時間才拿出來。甄小姐一看自己疼痛的原因,竟然是一顆牙被植了兩隻植體,其中一根位置角度還不理想,郝醫師照理說應將該植體移除再重新置入,但竟然沒移除,反而硬再置入另一根植體時,結果害她痛了大半年,於是衝回去找郝醫師理論。沒想到郝醫師竟然臉不紅氣不喘地說:「第一個植體植入後,在等待植牙第二階段的時間,因妳骨結合狀況尚未達理想狀態,但妳說過要回加拿大結婚,為求美觀之故,要我先幫你裝臨時假牙,所以我才幫妳植入迷你臨時假牙植體及安裝臨時假牙;兩根植體一根是永久的、一根是臨時的,臨時植體日後會拿出來,而且我想你是老病人,所以也沒跟你收迷你植體的錢,而活動假牙(暫時性)是美觀用,不當使用才會痛。」甄小姐一聽更火了:「明明是你植牙沒植好,不只植歪掉還怪到我頭上,枉費這四年我這麼相信你,咱們法院見!」

做對三件事,不怕醫療糾紛

一、告知

　　《醫師法》、《醫療法》及《病人自主權利法》都有規定,「診治病人時,應向病人告知病情及醫療選項,而且病人有權知道預後

情形、可能之不良反應及選項之可能成效與風險預後。」

　　舉例來說，牙醫師好心幫病人加的迷你植體，不管是打算拿來做什麼用途，只要是原先治療計畫中沒有的，也就是病人事先不知道的，做之前就得先告知病人，並且最好要先得到病人同意，否則等到病人覺得有問題再來解釋，就算當初一片好心，最後不僅事倍功半，更容易引起不必要的誤會。

　　另外就是，不在治療計畫中的處置，必須落實及確實事先告知病人預後的狀況，例如，當你替病人多裝了迷你植體，本意是為了讓臨時假牙能夠固持性更好些，這時你除了必須告知病人多加這根植體的目的及意義外，還必須讓病人知道如何照護及使用這顆植體，否則萬一真的造成意外，事後再多的解釋往往效果有限。

　　這個例子中還有個很容易造成病人誤會的地方，就是植牙角度的問題，牙醫師有其專業考量植入哪個角度比較適合，但病人沒有，他們直覺就是認為植牙應該植得直直的才叫正常，所以當你植牙一階植入植體後，最好透過 X 光片稍微說明一下，讓病人了解你治療計畫，免得事後萬一有糾紛，病人百分百會拿這做文章。

　　對於病情解說，「四不一要」的原則仍然必須落實，病人有「嗯」≠有「好」，有「好」≠有「要」，有「要」≠有「懂」，有「懂」≠有「效」，一定要「確認、確認、再確認」，不管是小至一顆植牙，大到全口重建的大 case，沒有例外與差別，每個環節解說都重要，一有出錯，就可能連環效應，所以一定要解說及確認清楚。這個案例就是很好的代表，雖然只植一顆牙，但後續衍生的

糾紛，絕對會徒增自己很大的困擾。

植牙自從 2011 年起被衛福部規定為手術，一律必須填寫麻醉同意書及手術同意書，而只要是填同意書就不要忘了「四緩則圓」：告知書與同意書分開不同時間給，讓病人有時間了解的「分開緩」；施行手術之前，最好再約診確認一次的「確認緩」；牙醫師簽完同意書後不要當下急著做，最好是讓他自己打來約，證明他自己已經想清楚才願意做的「自約緩」；最後就是一定要讓她有時間好好考慮的「就是緩」。以本例而言，迷你植體既是原來計畫中沒有的處置，就算是免費，就算是牙醫師好心，但做之前除了向病人說明外，最好還要留時間讓他考慮再做，免得以後自找麻煩。

二、病歷

《醫師法》第 12 條第二項有關病歷記載規定中的「其他應記載事項」，也就是「法律上病歷」的記載重點，包括了需記載「inform」、「mistake」、「yes」、「no」這四大要項，如果有落實，在訴訟時就能發揮會很大的作用。

（1）inform

你有告知病人的病情、治療的選項，假牙的選項，以及各種選項的風險，這些告知內容，已變成是醫師義務的一環。以本例來說，牙醫師堅稱他有跟病人說明要在植牙位置上裝置活動假牙，而且還有解釋過早上戴假牙，晚上要拿下來，病人後來會發炎，應該是假

牙的使用不適當，這些牙醫師也告訴法官自己都有跟病人說，但問題是，「證據」呢？

除了你跟病人說的外，病歷有時還需記載病人說過的話，特別是關鍵重點或者跟原來治療計畫不同的要求時，例如病人說因為過一個月後要回加拿大結婚，為了美觀，所以希望郝醫師幫他做臨時假牙，如果你是郝醫師，相信你也會願意幫病人這個忙，也因為如此郝醫師才會幫她打上迷你植體而且還好心的沒收錢，但沒想到病人事後通通不認帳外，還說她早在一年前就結婚了，她可以提供結婚證明，但因為這些過程病歷通通沒記載，所以你說郝醫師是不是只能啞巴吃黃連。

（2）mistake

只要植完牙或做完假牙後，病人覺得手術區域不舒服或使用上不滿意，通常很有機會變成醫療糾紛或訴訟，因此在每個階段，你有預期病人可能不舒服或者病人已經有不舒服的訴求，這時候的處置，不管是說的還是做的，一定都要記載在病歷上。很多牙醫師或許有認真說明與用心處理，但處理過程的始末卻很少記載在病歷上，還記得老鄧說過，這絕對是日後醫糾的根源之一，這案例又是活生生的例子。

（3）yes

當你有告知病人植牙的風險後，最好還是要有時間讓病人考

慮，如果最後他還是選擇你的建議，病歷一定要記載，特別是在沒有簽「麻醉同意書」及「手術同意書」的情況下，病歷的記載是你唯一能證明病人有同意的證據。老鄧另外建議就算你有簽同意書最好還是養成習慣病歷也同時記載，順手寫幾個字，雙保險，日後更保險。以本例來說，牙醫師認為他有告訴病人迷你植體是要當做臨時假牙支撐用，也有告知病人臨時假牙的使用方式，但你有說，不一定病人就有懂，或者就一定要同意，因此病歷最後記載你所說的、及病人同意的內容，是唯一杜絕病人事後不認帳的方式，否則吃悶虧的絕對是牙醫師自己。

（4）no

當你有給病人除了植牙之外的治療選項時，不管病人最後選擇什麼，那些病人所拒絕的選項，不要就不管，因為它們還有另一個重要的功能，就是要記載在病歷上，除了能證明是病人自己不要這些選項外，更代表你真的曾經有告知病人這些選項。別忘了，病歷一定要記載病人所拒絕的事項內容，因為病人這聲「no」很可能是日後醫糾的來源之一。以這個例子來說，病人要求做臨時假牙的時間點，剛好接近可以進行二階假牙的階段，但郝醫師為了讓植體更穩固，還是決定先做活動臨時假牙，理論上應該讓病人選擇，並告知做臨時活動假牙的優缺點，及直接進行二階做固定式臨時假牙的優缺點，當病人選擇其中一項，另一項就是她所拒絕的內容，把拒絕內容記載在病歷上，病人到時若要否認她做的選擇，你就可以有

所本了。

三、錄音

萬一你真的有講，但你的病歷又真的忘了記載，這時只能指望自己沒忘了要錄（影）音，還記得「能得同意是最好，只錄彼此沒煩惱，錄音隱私爭議少，醫病關係是王道」，因為有錄不知誰死誰手，沒錄只能死於病人之口。

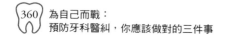

這個案例對從植牙專業角度來看，似乎不是個問題，好像本來迷你植體就是當作暫時的支撐而已，但為何病人會有這麼大的反應？說穿了就是牙醫師總是習慣做太多，說太少。如果你知道這是個實際案例，病人拚命一提再提多次刑事告訴，最後再議成功，牙醫師還真的就被起訴，然後歷經臺中地方法院刑事判決 97 年度醫易字第 1 號及高等法院臺中分院刑事判決 98 年度醫上易字第 721 號，前前後後告了三年，最後牙醫師終於才被判無罪，但病人不死心，又找理由提了兩次刑事告訴，最後才塵埃落定。你看看，本來不是件真正問題的問題，但卻引發病人這麼深的怨念，其實這背後的緣故真的值得我們好好深思其中因素。

　　病人第一次提告時，檢察官認為超過告訴期，所以不起訴，也許大家都知道過失傷害的告訴期是六個月，很多人會誤解是以病人最後一次就診算起，但不一定喔！六個月到底怎麼算，刑事訴訟法規定「告訴乃論之罪，其告訴應自得為告訴之人知悉犯人之時起，於六個月內為之」。這裡所謂的「知悉犯人」，是指得為告訴人之人確知犯人之犯罪行為而言，以其主觀為標準，且其知悉必須達於確信之程度，故若事涉曖昧，雖有懷疑未得實證，因而遲疑未告，其告訴期間並不進行。翻成白話文就是，一定是要病人真的確定知道，他的傷害是因為你的處置造成，從那天才開始起算六個月，只是「懷疑」無法確認是不能算的，所以千萬不要算錯了。

　　本來郝醫師為了成全病人的好事，及為了給病人一顆穩固的好牙，所以決定自行吸收迷你植體的費用，來盡一份善待病人的心，沒想到事與願違，病人不僅沒感謝他，還跟向法官指控郝醫師說謊，因為病人說自己早就結婚，怎麼可能會以結婚理由要郝醫師做活動臨時假牙，而且還覺得郝醫師植牙植得太歪、太爛造成她傷害，因此最後拚命一直提告，不肯罷休。郝醫師勞心、勞力、自己吸收迷你植體費用，最後竟換得如此結果，真的會令他心寒。但事出必有因，特別是一位看了四年的老病人，撇開病人故

意撒謊的因素外，老鄧認為至少有幾個地方應該提醒大家注意，

（1）好心一定要說出來

當郝醫師聽了病人以要結婚為理由提出要求時，相信當下的考量一定是怎麼做才可以幫到病人，但萬萬沒想到最後的結果竟是如此，不僅最後病人不認帳，還反咬他一口，卯起來提告不肯罷休。所以老鄧一直提醒大家，當你原先告知病人的治療計畫，不論是因為什麼因素需改變，不管是好的理由還是壞的原因，一定要先說清楚講明白。如果是因你的錯而需更改治療計畫，當然一定要誠實告知，但萬一就是你純粹的好心，而且又不跟病人收費，請用力記住，這時的好心幫病人多做一點，更是要事前說清楚講明白，否則非常有可能你的好心及多做，因為沒事先跟病人說明，且得到病人同意，萬一當病人覺得原處置位置出現不舒服或其他問題而質問你時，這時你再跟病人說：「我是好心幫你多做的。」，恐怕病人不僅不會感謝你的好心，反而會懷疑你一定是哪裡心虛，才會多做這處置，本例就是活生生的前車之鑑。所以好心為善，千萬別「不欲病人知」，一定要大聲勇敢說出來，問病人需不需要你這個好心，否則很有可能病人覺得你的好心是不必要的，

説不定還會懷疑你的好心是在心虛。請記住，好心是放在心裡，但不是手裡，而且手裡「好心」的一切處置只有在你有告知病人，且病人同意時才能好心做，因為「好心」從來不是醫療糾紛或訴訟的好理由。

（2）老病人不等於好病人

這案例又是個活生生的例子，甄小姐已經是給郝醫師看了四年多的老病人，相信也因是如此，郝醫師才會好心主動幫她考慮如果太早進行二階裝假牙可能不適合，更因為想到她要結婚，為了怕臨時活動假牙脫落不好看，還免費幫她多打一根迷你植體，沒想到，當病人認為沒有達到她預期的結果，或者認為是牙醫師沒處理好時，這時什麼老病人都不是，根本就只是仇人，不僅否認說過因要結婚要求做臨時假牙的話，還向法官指控郝醫師說謊，真的是情何以堪，郝醫師當初如果有把病人要求做臨時假牙這件事及理由，甚至為了增加固持性，免費幫他打一支臨時的迷你植體這些事由，有先告知並記錄在病歷上，相信不會訴訟打得這麼辛苦，但為何不這麼做，也許就是覺得她是老病人，所以也應該是好病人。老鄧說過，老病人只是常常來給你看診的病人，老病人真的不一定等於好病人，別懷疑，病人真的只有一種，就是病人。

總結
植牙總複習，預防醫糾該做對的三件事

　　牙科在醫療的民、刑事訴訟上，是一直與醫美互相爭奪冠軍的科別，而植牙更是獨佔醫糾鰲頭的處置項目，再加上更因為它是屬於非治癒為目的自費處置，因此法官對植牙告知程度或強度的要求，遠遠勝過牙科其他醫療上的處置項目，也就是因為這樣，「告知」這個問題，對於植牙糾紛或者訴訟來說，絕對是兵家必爭之地，怎麼證明自己有告知，怎麼證明自己有做，當然就得靠病歷記載及錄音來還自己清白，咦，這不就剛好是「做對三件事」嗎？

一、告知

1. 植牙自從 2011 年起被衛福部規定為手術，一律必須填寫麻醉同意書及手術同意書，而只要是填同意書就不要忘了「四緩則圓」，「分開緩」、「確認緩」、「自約緩」、「就是緩」。

2. 對於調整咬合，如果是調自己做的那顆假牙當然沒有問題，但如果是要調其他的牙，一定要事先跟病人告知必要性及風險，特別是調自然牙，絕對絕對要先說，如果沒先說，萬一調完造成敏感，那絕對有理說不清，並且不僅要

徵得口頭同意，病歷或同意書一定也要記載，甚至簽名。

3. 只要是原先治療計畫中沒有的，也就是病人不知道的，做之前就是得先告知病人，甚至最好得到病人同意，否則等到病人覺得有問題再來解釋，就算當初一片好心，最後不僅事倍功半，更容易引起不必要的誤會。

二、病歷

1. 牙醫師堅稱他有跟病人說明假牙及其他處置的過程，更有告知病人植牙手術的風險，當牙醫師告訴法官這些他都有說，問題是，證據呢？

2. 除了你跟病人說的外，病歷有時還需記載病人說過的話，特別是關鍵重點或者跟原來治療計畫不同時，更是要記載。

3. 因此在每個處置階段的過程，你有預期病人可能不舒服或已經不舒服，針對這不舒服的處置，不管是你有說的還是有做的，一定都要記載在病歷上。

三、錄音

萬一你真的有講，但你的病歷又真的忘了記載，這時只能指望自己沒忘了要錄（影）音，還記得「能得同意是最好，只錄彼此沒煩惱，錄音隱私爭議少，醫病關係是王道」，因為有錄不知誰死誰手，沒錄只能死於病人之口。

1. 不論你贊不贊同法院的見解及看法，或者你不屑、不滿、不爽法院的認定，但法院最後結果就這樣判，更何況如果再加上最高法院的背書，這時你的感覺如何已經都不重要。因此對於判決的看法，老鄧一直認為對於醫師來說，到底是改變法院的想法容易，還是調整自己的做法容易，特別是當已經有前例可循時，當然你可以繼續按照自己的做法來看診與植牙，或者如果願意，稍微調整自己病歷記載的方式與內容，甚至更願意記得隨時拍攝術前及術後X光片，不管最後選擇哪個方式，結果都是得自己負責。

2. 如果病人需要調整咬合，特別是修磨不是自己做的那顆假牙，而是其他牙（不論是自然牙或假牙），除了一定要得到病人同意，而且日後還要能拿得出證據來證明病人有同意（同意書或者病歷記載，甚至簽名）外，更重要一點，就是一定要事前告知，告知需調整其他牙時及調整完後也許可能出現哪些問題，然後要讓病人有時間考慮及決定，當然這些告知的內容必須記載在病歷上，老實說，除非你真的有把握，要不然真的不要隨便動病

人的咬合現狀，特別是在現今社會。

3. 當你原先告知病人的治療計畫，不論什麼因素改變，不管是好的理由還是壞的原因，一定要先說清楚講明白。如果是因你的錯而需更改治療計畫，當然一定要誠實告知，但如果就是你純粹的好心，甚至想說就不要向病人收費用，請記住，這時的好心幫他多做一點處置，更是要事前說清楚講明白，否則好心很容易沒好報。

4. 老病人只是常常來給你看診的病人，真的不一定等於好病人，別懷疑，病人只有一種，就是病人。

國家圖書館出版品預行編目資料

為自己而戰：預防牙科醫糾，你應該做對的三件事/鄧政雄作. -- 初
版. -- 臺北市：商周出版，城邦文化事業股份有限公司出版：英屬蓋曼
群島商家庭傳媒股份有限公司城邦分公司發行, 2021.03
　　　　面；　　公分

ISBN　978-986-477-995-6（平裝）

1. 牙科　2. 醫療糾紛

416.9　　　　　　　　　　　　　　　　　　　　110001084

為自己而戰：預防牙科醫糾，你應該做對的三件事

作　　　　者／鄧政雄
責 任 編 輯／黃筠婷

版　　　權／黃淑敏、邱珮芸、劉鎔慈
行 銷 業 務／林秀津、王瑜、周佑潔
總　編　輯／程鳳儀
總　經　理／彭之琬
事業群總經理／黃淑貞
發　行　人／何飛鵬

法 律 顧 問／元禾法律事務所　王子文律師
出　　　版／商周出版
　　　　　　台北市中山區民生東路二段141號4樓
　　　　　　電話：(02) 2500-7008　傳真：(02) 2500-7759
　　　　　　E-mail：bwp.service@cite.com.tw
　　　　　　Blog：http://bwp25007008.pixnet.net/blog
發　　　行／英屬蓋曼群島商家庭傳媒股份有限公司城邦分公司
　　　　　　台北市中山區民生東路二段141號2樓
　　　　　　書虫客服務專線：(02)2500-7718‧(02)2500-7719
　　　　　　24小時傳真服務：(02)2500-1990‧(02)2500-1991
　　　　　　服務時間：週一至週五09:30-12:00‧13:30-17:00
　　　　　　郵撥帳號：19863813　　戶名：書虫股份有限公司
　　　　　　讀者服務信箱E-mail：service@readingclub.com.tw
　　　　　　歡迎光臨城邦讀書花園　　網址：www.cite.com.tw
香港發行所／城邦（香港）出版集團有限公司
　　　　　　香港灣仔駱克道193號東超商業中心1樓
　　　　　　Email：hkcite@biznetvigator.com
　　　　　　電話：(852)2508-6231　　傳真：(852)2578-9337
馬新發行所／城邦(馬新)出版集團　【Cite (M) Sdn. Bhd.】
　　　　　　41, Jalan Radin Anum, Bandar Baru Sri Petaling,
　　　　　　57000 Kuala Lumpur, Malaysia
　　　　　　電話：(603)90578822　　傳真：(603)90576622
　　　　　　Email：cite@cite.com.my

封 面 設 計／徐璽工作室
電 腦 排 版／唯翔工作室
印　　　刷／韋懋印刷事業有限公司
總　經　銷／聯合發行股份有限公司　電話：(02)2917-8022　傳真：(02)2911-0053
　　　　　　地址：新北市231新店區寶橋路235巷6弄6號2樓

■ 2021年03月11日初版

定價／660元

Printed in Taiwan
城邦讀書花園
www.cite.com.tw